《脊柱伤病1000个为什么》丛书 | 总主编　韦以宗

第九分册

腰椎管狭窄症54个为什么

主编　梅　江　王云江　韦松德

中国中医药出版社
·北京·

图书在版编目（CIP）数据
腰椎管狭窄症54个为什么 / 梅江，王云江，韦松德主编．—北京：中国中医药出版社，2019.6
（脊柱伤病1000个为什么）
ISBN 978－7－5132－5488－5

Ⅰ．①腰…　Ⅱ．①梅…②王…③韦…　Ⅲ．①腰椎－椎管狭窄－防治－问题解答　Ⅳ．①R681.5-44

中国版本图书馆CIP数据核字（2019）第040582号

中国中医药出版社出版
北京经济技术开发区科创十三街31号院二区8号楼
邮政编码　100176
传真　010-64405750
廊坊市晶艺印务有限公司印刷
各地新华书店经销

开本 880×1230　1/32　印张 2.75　字数 46千字
2019年6月第1版　2019年6月第1次印刷
书号　ISBN 978－7－5132－5488－5

定价　29.80元
网址　www.cptcm.com

社长热线　010-64405720
购书热线　010-89535836
维权打假　010-64405753

微信服务号　zgzyycbs
微商城网址　https://kdt.im/LIdUGr
官方微博　http://e.weibo.com/cptcm
天猫旗舰店网址　https://zgzyycbs.tmall.com

如有印装质量问题请与本社出版部联系（010-64405510）

《脊柱伤病1000个为什么》丛书
编委会

第九分册
《腰椎管狭窄症54个为什么》
编委会

总主编	韦以宗
主　编	梅　江　王云江　韦松德
副主编	孙胜林　周　霞　那尔满·阿甫　陈　军
编　委	（按姓氏笔画排序）
	王　磊　王岩军　李海燕　杨成爱
	岳　萍　郑　霞　秦建柱　梁天森
绘　图	李金艳　杨成爱
评审专家	林远方　韦春德　王秀光

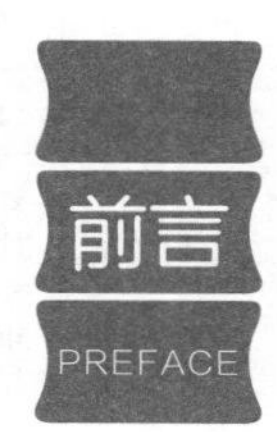

前言

PREFACE

《脊柱伤病1000个为什么》是一套科普作品，向大众普及人体脊柱解剖结构、运动功能、运动力学知识及常见脊柱伤病的病因病理和诊断治疗、功能锻炼、预防养生的基本知识，共15分册，即《脊柱解剖名词120个为什么》《脊柱运动与运动力学100个为什么》《脊椎错位是百病之源70个为什么》《脊椎骨折80个为什么》《颈椎病86个为什么》《椎间盘突出84个为什么》《胸背痛30个为什么》《青少年脊柱侧弯64个为什么》《腰椎管狭窄症54个为什么》《腰椎滑脱48个为什么》《下腰痛30个为什么》《青年妇女腰胯痛30个为什么》《脊椎骨质疏松54个为什么》《脊柱保健练功100个为什么》《脊柱食疗保健50个为什么》。

2016年10月25日，中共中央国务院发布《健康中国2030规划纲要》指出："大力发展中医非药物疗法，使其在常见病、多发病和慢性病防治中发挥独特作用。""到2030年，中医药在治未病中的主导作用……得到充分发挥。”[①]

新版《中华人民共和国职业大典》新增的专业——中医整脊科，正是以“调曲复位为主要技术”的非药物疗法。该学科对人类脊柱运动力学的研究，揭示的脊柱后天自然系统，将在防治脊柱常见病、多发病和慢性病以及治未病中起到独特作用和主导作用。

一、脊柱与健康

当前，颈腰病已严重威胁人类的健康，世界卫生组织已将颈椎病列为十大危害人类健康之首。据有关资料表明，颈腰病年发病率占30%。在老年人疾病中，颈腰病占43%，并波及青少年。据调查，有18.8%的青少年颈椎生理曲度消失、活动功能障碍。

脊柱可以说是人体生命中枢之一，它包括了人体两大系统，即骨骼系统的中轴支架和脊髓神经系统。除外自身疾病，人体的器官（除大脑之外）几乎都受脊髓神经系统的支配。所以，美国脊骨神经医学会研究证明，人体有108种疾病是脊椎错位继发。

① 《中国中医药报》2017年8月7日发表的“中医整脊学：人类脊柱研究对健康的独特作用”。

当今，危及人类生命的肿瘤与癌症，一般多认为是免疫功能障碍所致。中医学将人类的免疫功能称为“阳气”，“阳气者，若天与日，失其所，则折寿而不彰”(《素问 · 生气通天论》)。而位于脊柱的督脉总督阳经，是“阳脉之海”(《十四经发挥》)。可见，脊柱损伤，不仅自身病变，而且骨关节错位，导致脊神经紊乱而诱发诸多疾病。脊椎移位，督脉受阻，阳气不彰（免疫功能下降），可导致危及生命的病症。因此，脊柱的健康也是人体的健康。

二、中医整脊学对人类脊柱的研究

中医对人体生命健康的认知，是“道法自然”“天人合一”的，对脊柱的认识是整体的、系统的、动态的。伟大的科学家钱学森说过：“系统的理论是现代科学理论里一个非常主要的部分，是现代科学的一个重要组成部分。而中医理论又恰恰与系统论完全融合在一起。”系统论的核心思想是整体观念。钱学森所指的中医系统论，不仅仅局限在人体的系统论，更重要的是天人合一的自然整体观。

系统在空间、时间、功能、结构过程中，没有外界特定干预，这个系统是“自然组织系统”，又称“自组织系统”。人体生命科学的基本概念是“稳定的联系构成系统的结构，保障系统的有序性”。美国生理学家 Cannon 称为生命的稳态系统，即人体是处在不断变化的外环境中，机体为了保证细胞代谢的正常进行，必须要求机体内部有一个相对稳定的内环境。人类脊柱稳态整体观，表现在遗传基因决定的脊柱骨关节系统、脊髓脊神经系统和附着在脊柱的肌肉韧带系统的有序性。

我们将遗传基因决定形成的系统，称为“脊柱先天自然系统”，即“先天之炁”。如果说，脊柱先天自然系统是四足哺乳动物共同特征的话，中医整脊学对人类脊柱的研究，则揭示了人类特有的“脊柱后天自然系统”，即“后天之气”。

中医整脊学研究证明，人类新生儿脊柱与四足哺乳动物脊柱是一个样的，即没有颈椎和腰椎向前的弯曲。当儿童 6 个多月坐立后，出现腰椎向前的弯曲（以下简称“腰曲”）；当 1 周岁左右站立行走后，颈椎向前的弯曲（以下简称“颈曲”）形成。颈曲和腰曲形成至发育成熟，使人类的脊柱矢状面具备 4 个弯曲——颈曲、胸曲、腰曲和骶曲。这四个弯曲决定了附着脊柱的肌肉韧带的序列，椎管的宽度，脊神经的走向，脊柱的运动功能，乃至脏腑的位置，这是解剖生理的基础。特别是腰曲和颈曲，是人类站立行走后功能决定形态的后天脊柱自然系统组成部分。中医整脊学称之为“椎曲论”，即颈腰椎曲是解剖生理的基础、病因病理的表现、诊断的依据、治疗的目标和疗效评定的标准，是中医整脊科的核心理论之一。

中医整脊学对人类脊柱研究发现另一个后天自然系统，是脊柱四维弯曲体圆运动规律。人类站立在地球上，脊柱无论从冠状面或矢状面都有一中轴线——圆心线。颈椎前有左右各一的斜角肌，后有左右各一的肩胛提肌和斜方肌；腰椎前有左右各一的腰大肌，后有左右各一的竖脊肌。这四维肌肉力量维持脊柱圆运动，维持系统的整体稳态。

由于系统是关联性、有序性和整体性的，对于脊柱整体而言，腰椎是结构力学、运动力学的基础。腰椎一旦侧弯，下段胸椎反向侧弯，上段胸椎又转向侧弯，颈椎也反侧弯；同样，腰曲消失，颈曲也变小，如此维持中轴平衡。

中医整脊学研究人类脊柱发现的脊柱后天自然系统，还表现在脊柱圆筒枢纽的运动力学，以及脊柱轮廓平行四边形平衡理论上。脊柱的运动是肌肉带动头颅、胸廓和骨盆三大圆筒，通过四个枢纽关节带动椎体小圆筒产生运动的。脊柱轮廓矢状面构成一个平行四边形几何图像，从而维持其系统结构的关联性、有序性和整体性。

三、疾病防治的独特作用和主导作用

脊柱疾病的发生，就是脊柱系统整体稳态性紊乱。整体稳态性来源于生命系统的协同性，包括各层次稳态性之间的协同作用。脊柱先天性自然系统的稳态失衡，来源于后天自然系统各层次稳态性协同作用的紊乱。根据系统整体稳态的规律，我们发掘整理中医传统的非药物疗法的正脊骨牵引调曲技术，并通过科学研究，使之规范化，成为中医整脊独特技术。以此非药物疗法为主要技术的中医整脊学，遵循所创立的“理筋、调曲、练功”三大治疗原则，“正脊调曲、针灸推拿、内外用药、功能锻炼”四大疗法，以及“医患合作、筋骨并重、动静结合、内外兼治、上病下治、下病上治、腰痛治腹、腹病治脊”八项措施的非药物疗法为主的中医整脊治疗学。调曲复位就是改善或恢复脊柱的解剖生理关系，达到对位、对线、对轴的目的。

根据脊柱后天自然系统——脊柱运动力学理论指导形成的中医整脊治疗学，成为脊柱常见病、多发病和慢性病共 25 种疾病的常规疗法，编进《中医整脊常见病诊疗指南》。更重要的是，中医整脊非药物疗法为主的治疗技术，遵循系统工程的基本定律，即“系统性能功效不守恒定律”，是指系统发生变化时，物质能量守恒，但性能和功效不守恒，且不守恒是普遍的、无限的。其依据是：由物质不灭定律和能量守恒定律可知，系统内物质、能量和信息在流动的过程中物质是不灭的、能量是守恒的，而反映系统性能和功效的信息，因可受干扰而失真、放大或缩小，以至湮灭，故是不守恒的。

脊柱疾病的发生，是后天自然系统整体稳态（性能和功效）失衡，影响到先天自然系统的物质和能量（骨关节结构、神经、血液循环和运动功能）紊乱，进而发生病变。中医整脊学非药物为主的治疗方法，就是调整后天自然系统的性能和功效，维护先天自然系统的物质和能量（不损伤和破坏脊柱骨关节结构等组织），是真正的“道法自然”的独特疗法，也必将在脊柱病诊疗中起到主导作用。

另一方面，中医整脊在研究人类脊柱圆运动规律中，发现青年人端坐 1 小时后，腰曲消失，颈曲也变小，证明脊柱伤病的主要病因是“久坐”导致颈腰曲紊乱而发生病变，因此提出避免“久坐”，并制订“健脊强身十八式”体操，有效防治脊柱伤病。脊柱健，则身体康。中医整脊学对人类脊柱的研究，在治未病中的主导作用，必将得到充分发挥。

综上所述，《脊柱伤病 1000 个为什么》丛书将有助于广大读者了解自身的脊柱，以及脊柱健康对人体健康的重要性，进而了解脊柱常见疾病发生和防治的规律，将对建设健康中国、为人类的健康事业做出贡献。

世界中医药学会联合会脊柱健康专业委员会
会长　韦以宗
2018年8月1日

1 为什么称之为“腰椎管狭窄症”？ // 001

2 为什么腰椎管狭窄症所致的间歇性跛行称之为“神经源性间歇性跛行”？ // 002

3 为什么青少年也会有腰椎管狭窄症？ // 003

4 为什么腰椎管狭窄症老年人多发？ // 004

5 为什么很多老年人易忽视腰椎管狭窄症？ // 005

6 为什么腰椎管狭窄症有先天性和退变性之别？ // 006

7 为什么说退变性腰椎管狭窄症是节段性狭窄？ // 007

8 为什么腰骶三角与下腰段腰椎管狭窄症有关联性？ // 009

9 为什么说“间歇性跛行”是腰椎管狭窄症的主要症状之一？ // 010

10 为什么腰椎管狭窄症有椎管型和根管型之分？ // 011

11 为什么腰痛治疗不恢复腰曲会继发腰椎管狭窄症？ // 012

12 为什么腰椎管狭窄症会出现大小便失控？ // 014

13 为什么腰椎管狭窄症会瘫痪？ // 015

14 为什么有些腰椎管狭窄症患者会腰不疼而腿疼无力？ // 016

15 为什么腰椎管狭窄症患者常有下肢长短不一致？ // 018

16 为什么腰椎管狭窄症患者临床常出现骨盆不对称？ // 019

17 为什么腰椎管狭窄症会引起膝痛？ // 021
18 为什么腰椎管狭窄症可导致性功能减退？ // 022
19 为什么 CT 或 MRI 检查显示腰椎管狭窄却不能诊断为腰椎管狭窄症？ // 023
20 为什么 CT 或 MRI 检查无腰椎管狭窄却有腰椎管狭窄症类似症状？ // 025
21 为什么中医整脊治疗腰椎管狭窄症必须拍腰椎站立位 X 光片？ // 026
22 为什么腰椎管狭窄症要做肌电图检查？ // 028
23 为什么腰椎管狭窄症要详细询问病史及进行临床检查？ // 029
24 为什么腰椎管狭窄症在前倾、前屈、蹲位时疼痛缓解，在后伸、站立、行走时疼痛加重？ // 030
25 为什么有的腰椎管狭窄症直腿抬高试验也会阳性？ // 031
26 为什么腰椎管狭窄症必须查腱反射？ // 032
27 为什么青少年腰椎管狭窄症往往无症状而只有步态改变？ // 034
28 为什么腰椎管狭窄症早期症状容易与腰椎间盘突出症混淆？ // 035
29 为什么腰椎管狭窄症的早期临床症状和阳性体征少且不典型？ // 036
30 为什么韦以宗说中医整脊治疗腰椎管狭窄症具有可控性？ // 038
31 为什么中医整脊能够治疗腰椎管狭窄症？其核心思想及优势是什么？ // 039

32 为什么腰椎管狭窄症有腰椎骨质增生骨桥形成还能调曲复位？ // 041
33 为什么腰大肌康复对腰椎管狭窄症的治疗至关重要？ // 042
34 为什么单纯药物治疗腰椎管狭窄症效果不理想？ // 044
35 为什么单纯正骨治疗腰椎管狭窄症容易复发？ // 045
36 为什么单纯针灸、推拿治疗腰椎管狭窄症疗效不确切？ // 046
37 为什么腰椎管狭窄症盲目进行腰椎斜扳法是危险手法？ // 048
38 为什么说恢复或改善腰椎生理曲度是治疗腰椎管狭窄症的关键？ // 049
39 为什么中医整脊治疗腰椎管狭窄症重视腹部理筋？ // 050
40 为什么合并骨质疏松的腰椎管狭窄症患者可以行中医整脊调曲治疗？ // 051
41 为什么佩戴强筋弹力腰围能够巩固腰椎管狭窄症疗效？ // 052
42 为什么在腰椎管狭窄症初期，卧床休息可适当缓解症状？ // 053
43 为什么先天性腰椎管骨性狭窄症多见于青少年，且需手术治疗？ // 054
44 为什么单纯后路开窗手术治疗退行性腰椎管狭窄症会复发？ // 056
45 为什么邻近脊柱节段做过髓腔扩容术后不可以施行提胸过伸法？出现相关症状怎么办？ // 057
46 为什么胸 10 至腰 2 之间任意节段椎体融合术后不可以施行胸腰旋转法？出现相关症状怎么办？ // 058

47 为什么胸 10 至腰 2 之间任意节段椎体融合术后慎用竖脊肌理筋法？出现相关症状怎么办？ // 059

48 为什么任意腰椎节段融合术后不可以施行腰椎旋转法？出现相关症状怎么办？ // 060

49 为什么说中医整脊治疗腰椎管狭窄症自主练功很关键？ // 061

50 为什么腰椎管狭窄症患者不正确练功会加重症状？正确练功方法有哪些？ // 062

51 为什么“前弓后箭式”“过伸腰肢式”能防治腰椎管狭窄症？ // 064

52 为什么腰椎管狭窄症患者要注意防寒保暖，预防感冒？ // 065

53 为什么腰椎管狭窄症患者建议多吃温阳补肾、活血通络的食品？ // 066

54 为什么腰椎管狭窄症不能单纯进行腰部锻炼？ // 067

1. 为什么称之为“腰椎管狭窄症”?

答：腰椎管狭窄症是指原发或继发因素所造成的腰椎管结构异常，椎管腔比正常狭小，脊髓、马尾神经和（或）神经根受压，出现以腰腿痛和间歇性跛行为特征的一种疾病。原发因素因先天性发育异常所致椎管狭小，椎管的前后径和左右径都一致性狭窄。椎管容量较小，任何诱因都可使椎管进一步狭窄，引起脊髓、马尾神经或神经根的刺激或压迫症状。继发因素有腰椎生理曲度紊乱、椎间突、椎间盘突入椎管，或椎体位移、黄韧带等软组织增生（图 1）等，导致腰椎管一个或多个平面管腔的狭窄，椎管容量变小压迫脊髓、马尾神经或神经根而产生腰腿痛、间歇性跛行临床症状者，也称作“退变性腰椎管狭窄症”。此属中医学“痹证”“痿证”的范畴。

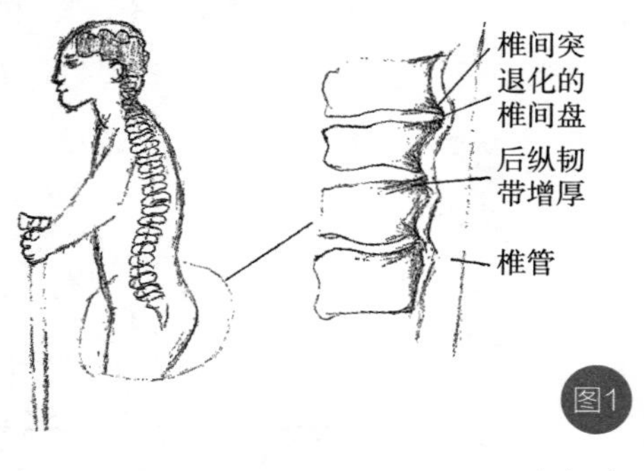

图1

（秦建柱、王云江）

2. 为什么腰椎管狭窄症所致的间歇性跛行称之为“神经源性间歇性跛行”？

答：间歇性跛行就是患者在不走路的时候没有明显的不适，走一段路患病下肢就会出现酸胀不适感，以致不得不停下来休息，休息一段时间后这种不适感消失，又可以继续走路（图 2）。临床上间歇性跛行症状主要有三大类，即神经源性、脊髓源性和血管源性。因外源性压迫导致脊神经根和（或）马尾神经，或下肢周围神经干病损而出现“行走时下肢疼痛、麻木，休息后上述症状缓解或消失”，称为神经源性间歇性跛行。腰椎管狭窄症的患者静息状态下可能没有任何不适，但长时间走路或站立就会出现下肢放射性疼痛、麻木或无

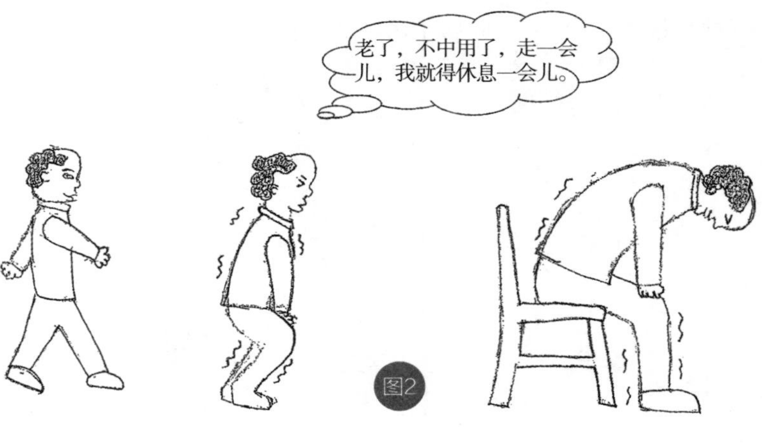

图2

力。这时如果蹲下、坐下或躺一会儿症状就会减轻或消失，又可以继续行走一段距离，而后再次出现疼痛，如此反复，医学上称之为“神经源性间歇性跛行”。

（李海燕、梅江）

3. 为什么青少年也会有腰椎管狭窄症?

答：在整脊科门诊，有部分青少年因腰痛、下肢无力症状来就诊，经 X 片及 CT 等检查提示：腰椎管狭窄征象。他们百思不得其解，这应该是中老年人才得的病，为什么青少年也会得该病呢？（图 3）腰椎管狭窄症是由于慢性劳损和姿势不正等因素导致腰椎生理曲度（腰曲）的改变而形成的慢性劳损性脊柱疾病。但大家不能忽略先天因素，有些青少年先天椎管发育异常，致使椎管的管腔变窄，空间容积变小，造成管道里的神经组织受到刺激和压迫。青少年腰椎管狭窄最常见于腰 3 和腰 4 椎体，是因为这两个椎管的容积本就比其他腰椎的小。除却先天因素，青少年姿势不正、手机控等因素也会致正常腰曲紊乱，力学失衡压迫神经，扭曲血管，牵扯肌肉韧带致椎管管腔相对变小。因此，青少年也会有腰椎管狭窄症。

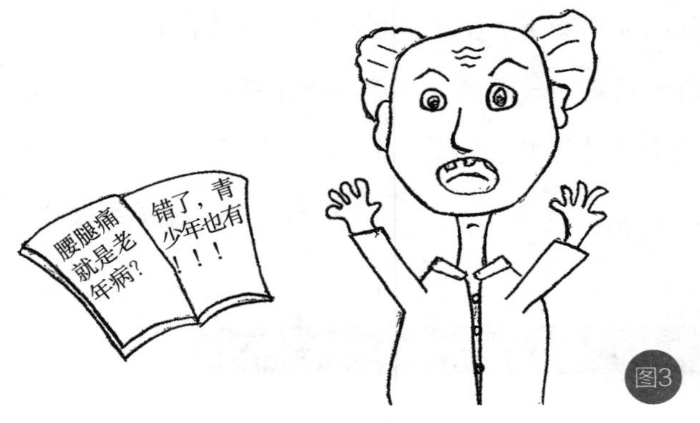

图3

（岳萍、杨成爱）

4. 为什么腰椎管狭窄症老年人多发？

答：很多老人一起聊天时常常会说道：“老了，不中用了，腰腿不听使唤了。”为什么老年人常感腰腿痛呢？腰椎管狭窄症就是引起腰腿痛最常见的疾病之一。腰椎管狭窄症是由原发或继发因素所导致的椎管腔比正常狭小，脊髓、马尾神经和（或）神经根受压，出现以腰腿痛和间歇性跛行为特征的一种疾病。老年人腰椎管狭窄症多为退行性病变，由于慢性劳损和姿势不正导致腰椎生理曲度（腰曲）改变，这个过程很漫长。年轻时症状轻，到年老时因为基础代谢率渐渐下降，体脂不断增加，骨密度持续降低，骨量下降，易发生骨质疏松。椎骨出现骨质疏松，脊椎骨骼脆性增加，加之负重应力激发椎体厚度下降，使终板与骨软骨环出现骨化－骨质增生，与退化的椎间盘一起形成纤维软骨或骨性“椎间突”。当腰曲紊乱，“椎间突”、黄韧带肥厚、后纵韧带钙化、突出的椎间盘等突入腰椎管、关节突关节增生（骨刺）、内聚（肥厚）、退行性椎体滑脱、旋转，致椎体移位，导致一个或多个平面管腔狭窄（图4），所以说腰椎管狭窄症多发于老年人。

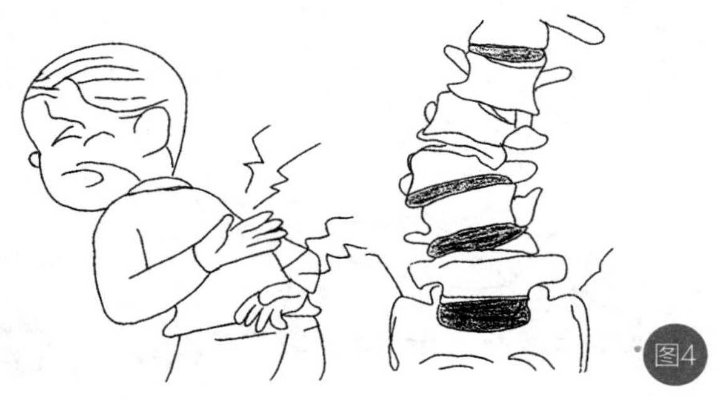

图4

（郑霞、王云江）

5. 为什么很多老年人易忽视腰椎管狭窄症?

答：生活中很多老年人以为腰腿疼是因为劳累所致，便自行购买止痛、活血药物或是卧床休息，这样做往往也能缓解，故不把它当回事，直到出现严重症状才去医院看病，经检查确诊为“腰椎管狭窄症”（图5）。中医整脊学认为，腰椎管狭窄症是动态的而不是静态的，腰椎管狭窄症早期临床症状和阳性体征少且不典型，很多老年人运动量小、反应性低，腰椎生理曲度紊乱造成的腰椎管容积改变不明显，加之老年人对腰椎管狭窄症这种疾病的认识欠缺，又因休息后疼痛症状缓解，所以腰椎管狭窄症早期往往被忽视。到后期因马尾神经或神经根受到压迫而产生间歇性跛行才开始引起重视。

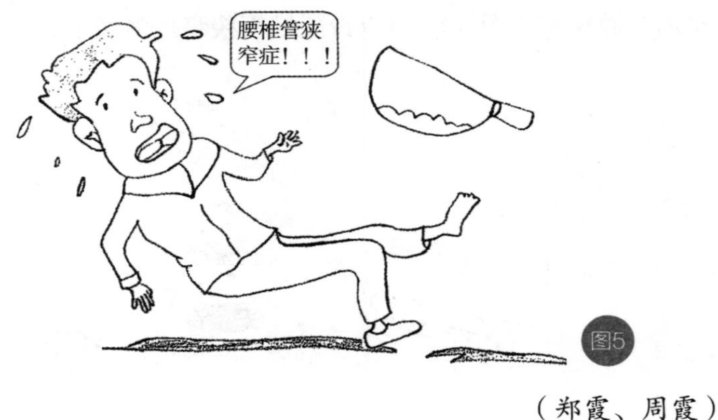

图5

（郑霞、周霞）

6. 为什么腰椎管狭窄症有先天性和退变性之别？

答：在生活中多数老百姓认为“腰腿疼”应该是老年人的疾病，但在临床上却发现许多青少年也有这种现象发生，追究原因有的是腰椎管狭窄症所致。众所周知老年人腰椎管狭窄症的病因常与劳损有关，青少年腰椎管狭窄症则与先天有关（图 6）。所谓先天性是指与生俱来的椎管发育异常，先天性椎管狭窄系患者出生前或出生后椎弓发育障碍造成的椎管狭窄，以椎弓发育障碍的发育性椎管狭窄最常见，亦称特发性椎管狭窄。后天性是指出生后由慢性劳损、姿势不正、腰椎手术后继发等因素引起的腰椎生理曲度紊乱，退变形成的椎间突、椎间盘突入椎管，或椎体位置移动，软组织增生等原因，导致一个或多个平面的管腔狭窄。所以说，腰椎管狭窄有先天性发育异常和后天性退变之别。

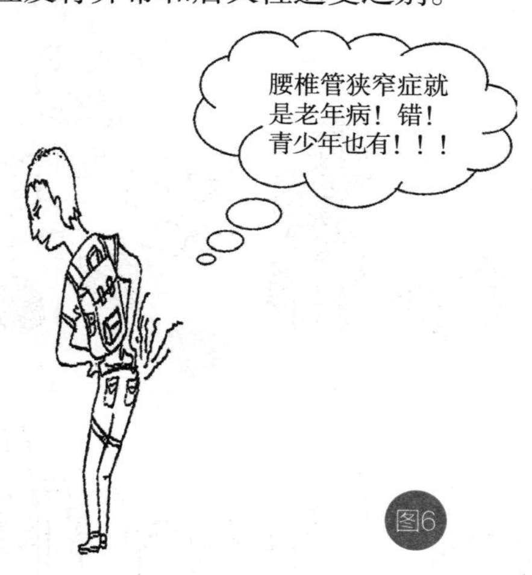

图6

（王磊、梅江）

7. 为什么说退变性腰椎管狭窄症是节段性狭窄?

答：近年来，退变性腰椎管狭窄症的发病率在逐年上升，其发病主要是由于慢性劳损造成腰椎旋转、椎骨错位，腰椎正常生理曲度（腰曲）紊乱、椎间盘突出、黄韧带肥厚、椎骨骨质增生、前后纵韧带的退变等造成，椎管容积变小，退变组织刺激或压迫相应节段的神经，导致相应节段部位出现椎管狭窄而表现出相应的临床症状。因为人体脊柱是一个整体，就如同搭积木，如基底部歪斜，就会影响上部层层积木出现相应的不稳（图 7），如同多米诺骨牌效应（图 8），所以

人体脊柱的构造就像许多积木搭建在一起

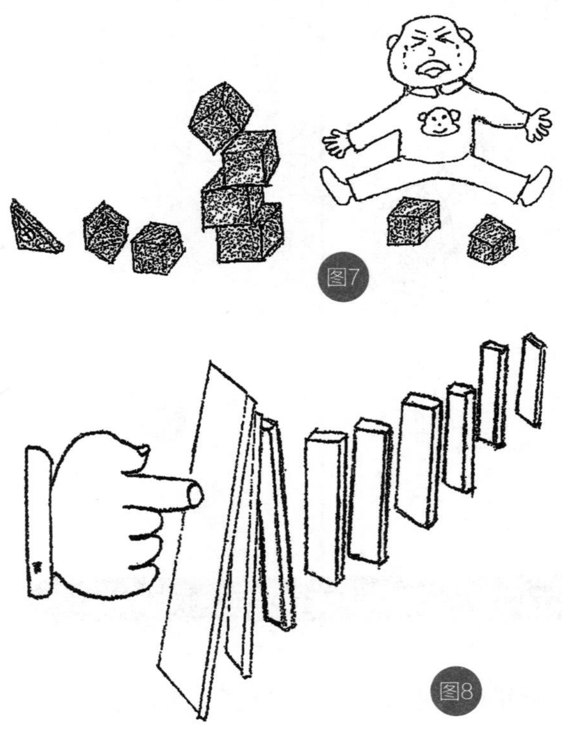

图7

图8

一个椎体旋转或侧弯往往会影响附近椎体甚至远端椎体的旋转或侧弯，退变性腰椎管狭窄的腰椎生理曲度改变不是单一椎体位置的改变，而是某一节段生理曲度的改变，所以退变性椎管狭窄往往是节段性的狭窄而非局部狭窄。

（秦建柱、梅江）

8. 为什么腰骶三角与下腰段腰椎管狭窄症有关联性?

答：腰骶三角是腰骶部左右对称的两个近似三角形的骨性凹陷部位，其外侧“斜边”为髂嵴后内侧段，内侧边为腰椎棘突和骶中嵴，上边大约与第 4 、 5 腰椎小关节高度一致（图 9)。在组织解剖下，腰骶三角的皮下浅层为骶棘肌和胸腰筋膜的附着部，浅层之下有腰椎小关节、骨纤维管和孔、第 1 骶后孔及深层短小肌群和穿行其间的脊神经后支，偏外侧有髂腰韧带、骶髂关节，再深部有黄韧带、侧隐窝、背神经根、椎间盘等，结构复杂，先天变异繁多。髂腰韧带起于第

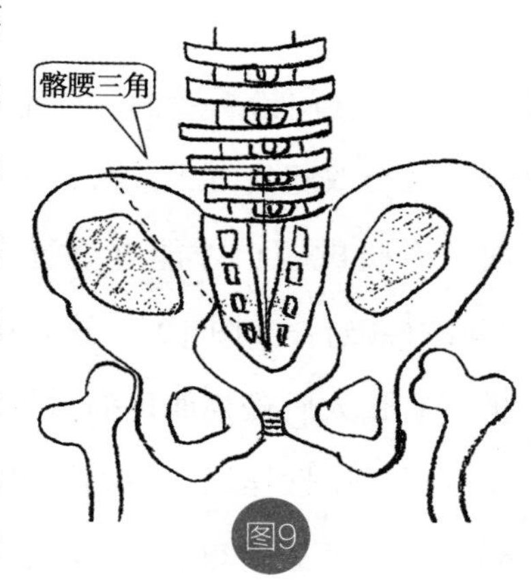

图9

5腰椎横突的前面、横突尖部的后面和第4腰椎横突的前面和下缘，呈放射状止于髂嵴的内唇，呈三角形强韧而肥厚的韧带。髂腰韧带的纤维由外上方走向内下方，髂腰韧带与竖脊肌的起始部位相联结，对第5腰椎有牵拉作用，并限制第4、5腰椎的前屈活动，还有保护第5腰椎和第1骶椎的椎间盘的作用。当出现腰椎骶化或骶椎腰化时，可导致髂腰韧带的位置改变，使两侧的髂腰韧带的受力不平衡，下腰椎旋转，腰曲紊乱，椎管狭窄。腰骶三角为腰臀腿痛的一个主要发源地，下腰段腰椎管狭窄症也因此而发生，所以其改变对下腰段腰椎管狭窄症至关重要。

（李海燕、梅江）

9. 为什么说“间歇性跛行”是腰椎管狭窄症的主要症状之一？

答：在门诊看病的一些患者时常会说走一段距离（比较近）就会双腿发沉，发酸，无法继续行走，需要坐下、蹲下或者弯腰歇一会才能继续行走，如此反复，这一现象称为“间歇性跛行”（图10）。这是由于步行后腰大肌痉挛而疼痛，坐下后腰大肌松弛而疼痛缓解。平时给患者查体，有时没有发现任何阳性体征；但如果患者行走一段再查体，则可能查到阳性体征。所以，“间歇性跛行”是腰椎管狭窄症最主要的症状之一。

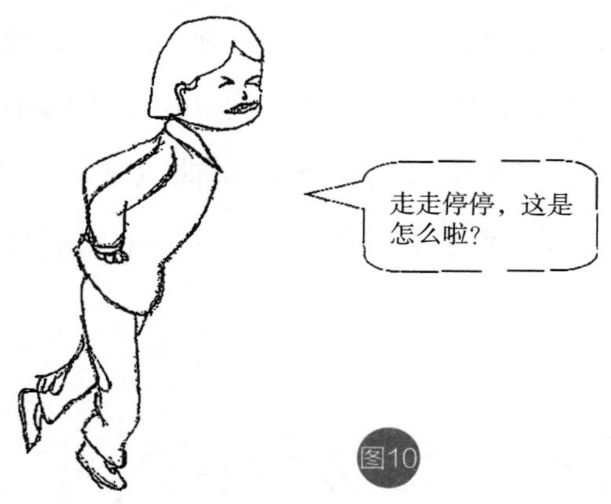

图10

（李海燕、王云江）

10. 为什么腰椎管狭窄症有椎管型和根管型之分？

答：腰椎管狭窄症的实质是腰椎生理曲度（腰曲）改变使中央管、神经根管或侧隐窝管径变小，造成腰椎管内神经受压（图 11），而出现相应的神经功能障碍。按其狭窄发生的位置有椎管型和根管型之分。多表现为下肢渐进性无力、麻木和放射痛、知觉异常或减退，麻木可由脚部逐渐向上发展到小腿、大腿及腰骶部。此是由于椎体旋转、位移，造成腰曲异常、椎间突、退变的椎间盘和软组织等造成椎管容积变小、中央管受压所致。根管型症状，多在活动到一定姿势时出现腰腿痛或症状加重，一般不发生间歇性跛行，但严重时可出现下肢感觉异常、根性疼痛、肌力减弱、腱反射减弱或消失、直腿抬高试验阳性等。这是由于下腰椎侧隐窝或神经根管前后径本身就小，加之腰曲改变后，椎体位移、退变的组织、椎间突等造成神经根在关节突和椎体后缘间受压所致。

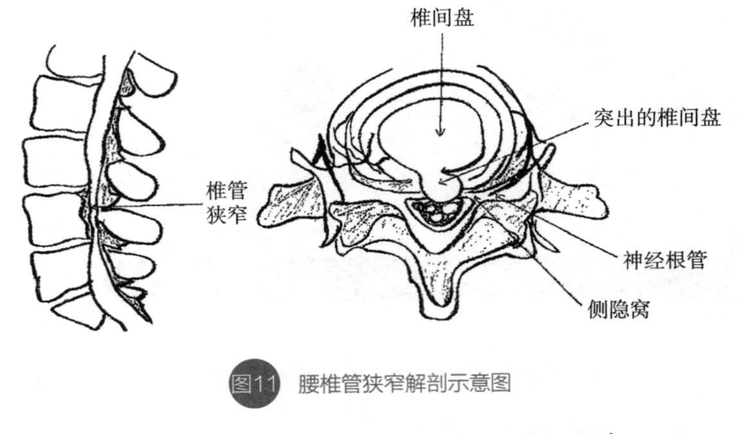

图11 腰椎管狭窄解剖示意图

（杨成爱、王云江）

11. 为什么腰痛治疗不恢复腰曲会继发腰椎管狭窄症?

答：很多腰痛的患者在治疗后，疼痛一缓解就停止治疗了，并不重视腰椎生理曲度（腰曲）是否恢复或改善，久而久之则出现腰痛伴间歇性跛行（图 12）。这是因为对症治疗仅仅缓解了疼痛，而没有对腰曲的紊乱进行调整。临床腰痛患者由于长时间的脊柱劳损导致腰曲的改变，腰曲的改变对椎间隙、椎管长度、宽度、椎间孔和神经排列均会产生影响。腰曲长期变直，必然导致黄韧带从皱折到增厚，椎间盘突入腰椎管，软组织增生等最终导致腰椎管狭窄。中医整脊学认为，正常人体的腰曲是维持腰椎所有组织结构的需要，因此，调整恢复正常的腰曲是治疗腰椎管狭窄症的终极目标，经中医整脊治疗前后的腰曲如图 13、图 14 所示。如腰痛患者治疗仅以改善症状为主，不以恢复腰曲为目的，长此以往，必然继发腰椎管狭窄症。

腰痛经常治疗
怎么又出现双
下肢无力走不
动了呢！

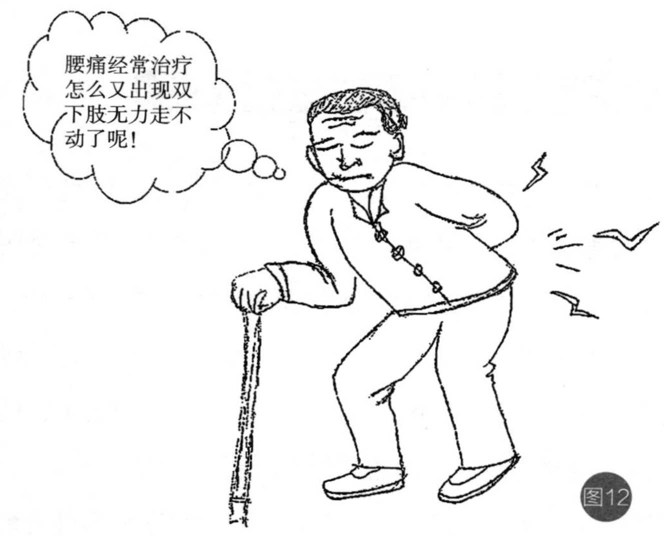

图12

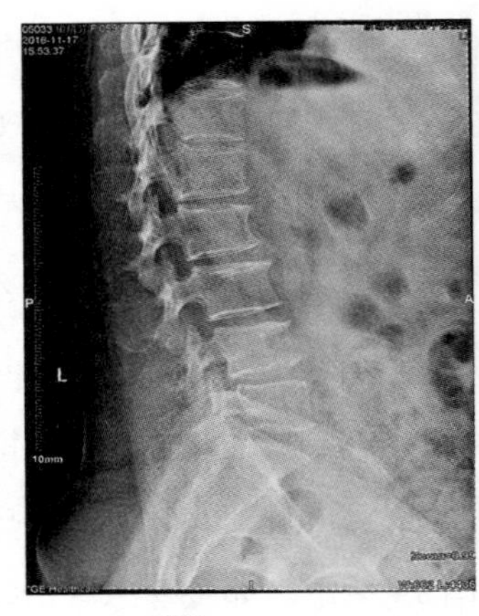

图13 治疗前

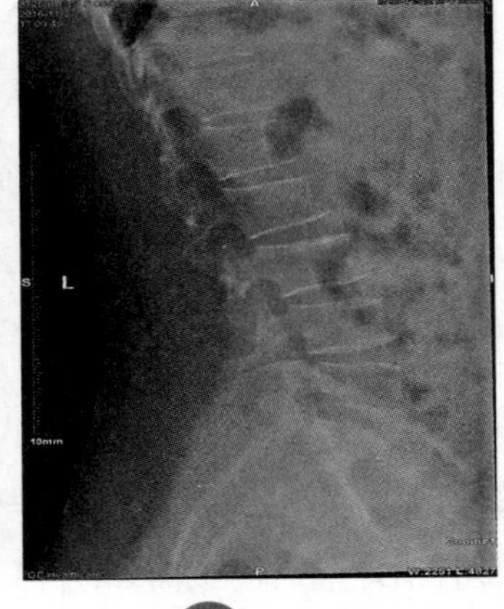

图14 治疗后

（王磊、梅江）

12. 为什么腰椎管狭窄症会出现大小便失控?

答：临床上有些患者来就诊，非常窘迫地说："昨天我突然不能控制大小便了（图 15），是不是脑袋坏了？"经过医院的详细检查、排查，我们发现腰椎管狭窄是"罪魁祸首"。腰椎管是一骨纤维性管道，其前壁由椎体后面、椎间盘后缘和后纵韧带构成，后壁为椎弓板、黄韧带和关节突关节，两侧壁为椎弓根和椎间孔。构成腰椎管壁的任何结构发生病变，如椎体骨质增生、椎间盘突出以及黄韧带肥厚等均可使椎管腔变形或变狭窄，压迫其内容物而引起一系列症状。腰椎椎管内容物为硬脊膜、蛛网膜、脑脊液、脊髓圆锥和马尾神经，侧椎管中还有神经根（走行根和出口根内口部分）；在脊髓圆锥以下的腰骶神经根称为马尾，马尾神经主要是管下肢的感觉运动和大小便，以及性功能。当腰椎管狭窄时就会压迫其内容物，马尾神经、脊髓受压，会产生一系列的神经功能障碍，严重的可出现大小便失控。

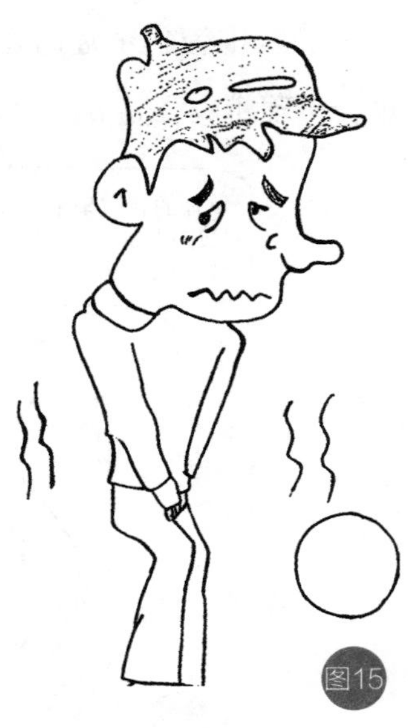
图15

（王岩军、周霞）

13. 为什么腰椎管狭窄症会瘫痪？

答：在临床中我们常常会碰到瘫痪的患者，人们常常以为是脑血管疾病（中风）所致，而经检查却发现是腰椎管狭窄所致（图 16）。腰椎管狭窄症是由于腰椎旋转、椎骨错位、腰椎正常生理曲度紊乱、椎间盘突出、黄韧带肥厚、椎骨骨质增生、前后纵韧带的退变等，造成椎管容积变小，严重者管腔容积绝对狭小，导致脊髓受压，就如十字路口信号灯失灵，就会出现各个方向车辆拥堵，最终导致交通瘫痪。所以严重的腰椎管狭窄症时退变组织压迫脊髓，影响神经功能，就会出现相应脊髓节段的瘫痪。

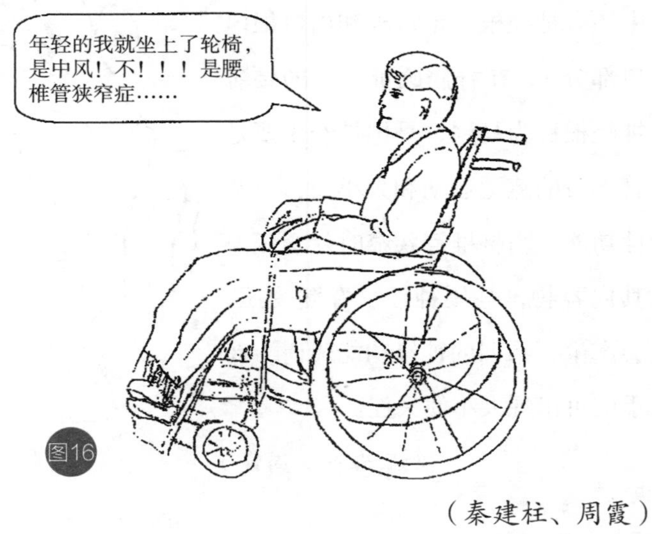

图16

（秦建柱、周霞）

14. 为什么有些腰椎管狭窄症患者会腰不疼而腿疼无力？

答：有些患者因腿痛无力来医院就诊，经检查后确诊为“腰椎管狭窄症”，患者询问医生：“为什么我的腰椎管狭窄，腰不疼而腿痛无力呢？”脊柱是人体的“大梁”，脊柱的全部椎孔借助肌肉、韧带等组织相连，组成椎管。腰椎管狭窄症的实质是椎管管径小，椎间隙变小，刺激和压迫神经根，造成缺血及营养不良，临床上就会出现下肢疼痛、麻木、无力等一系列神经功能障碍的症状。一般情况下，正常脊柱生理性伸直、弯曲和侧弯时，骨性椎管的长度会随之改变，比如腰部的脊柱在从弯腰变成直立时，腰椎椎管会缩短，椎间孔就会变窄。如果是正常椎管，其有充分空间允许硬膜和神经根的正常活动；如果腰椎管狭窄，椎管容积减少，变为直立伸展位时神经组织就会受压，平卧时无症状，当我们改变体位，站立或行走时，腰椎生理曲度改变，前凸加大，硬膜囊、黄韧带等软组织松弛，体积增加，致使椎管内的有效空间减小，椎间孔变窄，神经根受压。另外，站立或行走也增加了神经根对血液供应的需求，必然也会影响到微循环，加剧神经根缺血的状态，延迟神经传导。所以有些腰椎管狭窄症会有腰不痛，行走却出现下肢疼痛、麻木、无力（图 17）的症状，同时也可能这些患者缺乏痛觉神经末梢或者对疼痛不敏感，也可能下肢麻木无力比较严重，掩盖了轻微的腰痛。此外，还有些患者会出现腰痛，是因为脊神经还分出一支很细小的脊膜返支，经椎间孔返入椎管，分布于脊髓膜。脊神经后支按节段分布于背、腰、骶部深层肌肉及皮肤。当背部肌肉劳损、撕裂，肌纤维、腱纤维或韧带的肿胀、出血等原因导致后支受压，张力增加时，患者就会出现腰背痛。

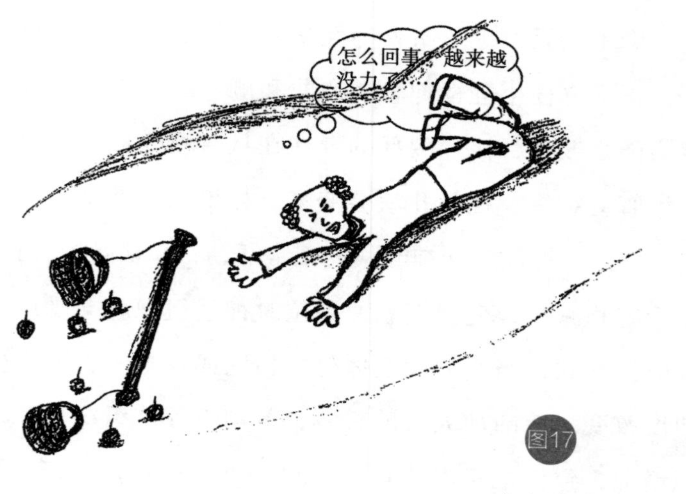

图17

（岳萍、孙胜林）

15. 为什么腰椎管狭窄症患者常有下肢长短不一致?

答：腰椎管狭窄症患者在临床上查体时常表现为下肢长短不一致（图 18），究其原因是由以腰大肌为主的腹部肌群损伤，腰椎椎体旋转、侧弯，腰曲改变并紊乱造成的。腰椎运动主要是以腰大肌为主的腹部肌群（前二维）和以竖脊肌为主的背部肌群（后二维）组成的四维结构维系所产生的。以腰大肌为主的腹部肌群和以竖脊肌为主的背部肌群带动腰椎的伸缩、屈伸、左右侧屈及左右旋转，并维持腰椎的稳定。科学实验证明，其中腰大肌在脊柱的伸展力中占 75%，中国整脊学认为，腰大肌痉挛诱发骼腰肌及股内收肌群痉挛致腰椎侧弯。腰椎管狭窄症患者临床体征常有因腰椎旋转、侧弯引起骨盆倾斜不对称，在腰大肌、腰方肌、髂腰韧带作用下，一侧髂骨旋转上升，腰大肌刺激闭孔神经致股内收肌群痉挛，股骨内收短缩，加剧一侧髂骨上移，出现双下肢长短不一致。这种双下肢不等长是一种假象，主要是腰椎椎体旋转使骨盆不对称而造成的。单纯用调整骨盆的正骨法，而不纠正腰椎旋转侧弯，改善恢复腰曲，很难使双下肢保持等长。

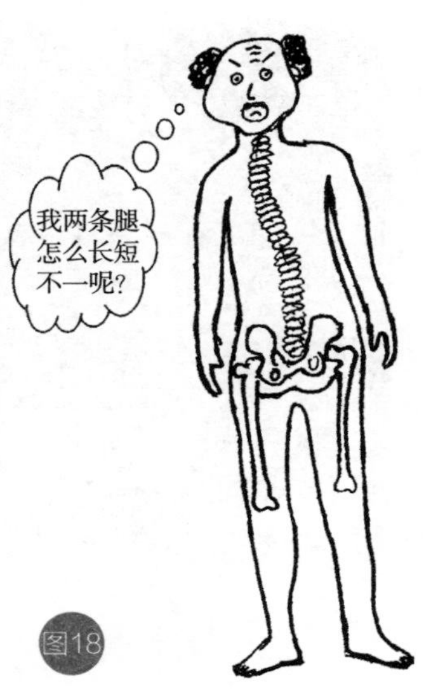

图18

（郑霞、王云江）

16. 为什么腰椎管狭窄症患者临床常出现骨盆不对称？

答：很多腰椎管狭窄症患者因为腰腿疼来医院就诊，拍片后发现骨盆两侧不对称（图 19、图 20）。腰椎管狭窄症患者出现骨盆不对称主要是因为腰椎旋转、侧弯而导致的（图 21），我们可以把骨盆比喻成一个碗，当我们坐姿正确的时

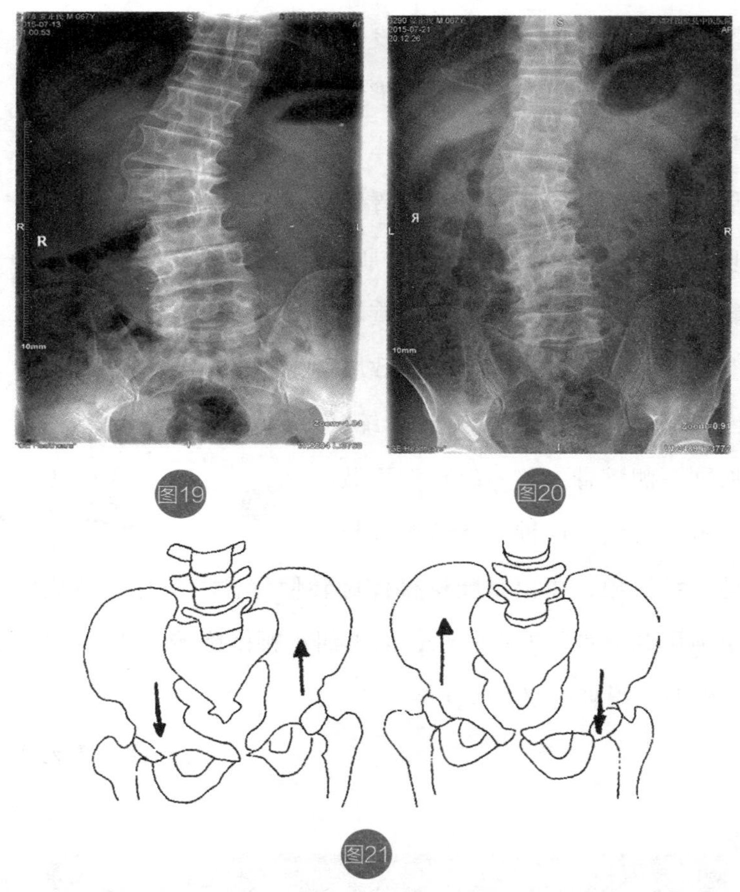

图19　图20

图21

候，碗能够保持端正，碗里的东西就不会溢出来，当我们坐姿不正时，碗里的东西就会溢出来。经临床研究证实，腰大肌损伤会造成腰椎旋转、侧弯，腰椎的正常生理曲度（腰曲）改变并紊乱，可继发腰椎管狭窄症。临床出现骨盆不对称这种情况往往是由以腰大肌为首的肌群不等长收缩导致的，如不及时矫正，病情会进一步加重。只有通过调动腰大肌等长收缩的牵引调曲疗法纠正腰椎旋转、侧弯，恢复腰曲，骨盆不对称问题才能迎刃而解。

（王磊、梅江）

17. 为什么腰椎管狭窄症会引起膝痛?

答：很多人往往认为膝痛是膝关节的问题，在膝盖处贴了不少药膏，效果却甚微，却没有想过膝痛可能是源于腰椎的问题（图 22）。这是因为从腰椎的神经根汇集成坐骨神经、股神经发出，一直分布至下肢，而髋关节处则有来自腰丛（腰 2~4 神经前支）的闭孔神经路过，这条闭孔神经继续往下肢方向走，途中也会经过膝关节处，多数不过膝，只有部分皮支末梢过膝，主要是膝关节内侧。腰椎管狭窄症患者，因腰椎生理曲度紊乱、椎间突、椎间盘突入椎管，或椎体位移、软组织增生等刺激腰、髋处的神经，向我们的大脑发出疼痛的信号，我们的大脑虽然知道这个信号来自于坐骨神经、股神经或者闭孔神经，却无法准确定位这个信号究竟是来自于坐骨神经线路上的腰椎处，还是膝关节处。相当多的情况下，它会“张冠李戴”，明明是腰椎发来的信号，大脑却误以为来自于膝关节，于是在脑海中，“膝痛”这样一个认识就形成了。

所以腰椎管狭窄症会引起膝痛 。

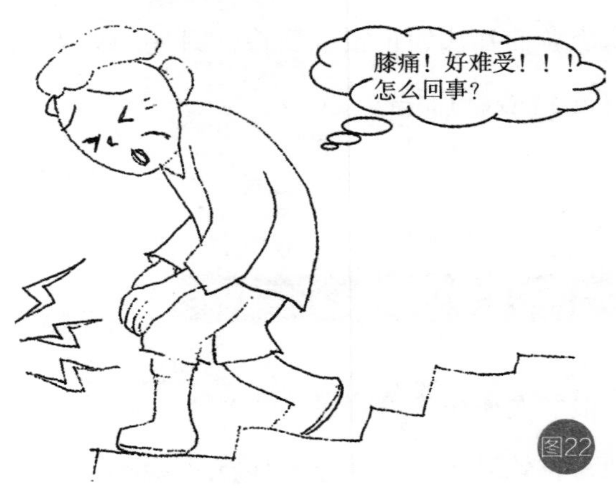

（杨成爱、梅江）

18. 为什么腰椎管狭窄症可导致性功能减退？

答：临床上常常遇到腰痛、房事不佳的患者，自认为是肾虚所致，服用各种补肾药，却得不到改善。后来到正规医院就诊，诊断为“腰椎管狭窄症”，才知道其真正的原因。生殖股神经起自 L_1 和 L_2 神经根，它向下穿过腰大肌，然后分为生殖支和股支。其中，生殖支穿过腹股沟管后，在女性分布于子宫圆韧带和大阴唇，在男性同精索伴行支配提睾肌并提供阴囊根部的感觉神经分布。腰椎管里每个层面会有 10~20 根神经，这些神经根散布在椎管里面，当患者腰椎管狭窄发

生在 L_1~L_2 节段后，由于腰椎生理曲度紊乱，椎间突、椎间盘突入椎管，或椎体位移，软组织增生等造成整个椎管里面是拥挤的，把神经根挤到了一起，完全挤在很小的范围内。生殖股神经挤压后受损，患者就会出现一系列性功能障碍的症状。男性患者出现性功能减退或丧失，女性患者以性冷淡多见（图 23），常出现性感觉丧失。

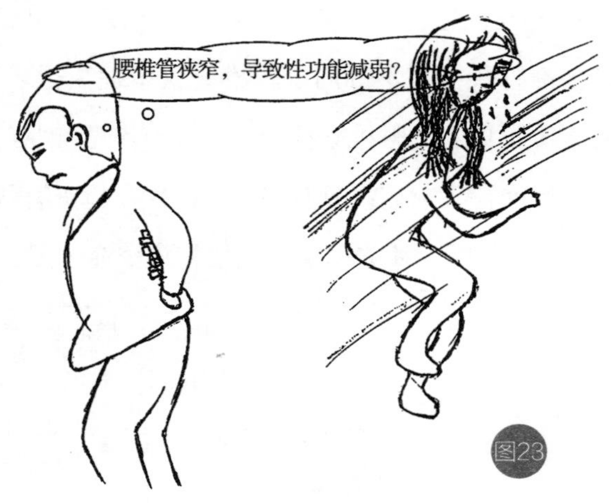

图23

（杨成爱、那尔满·阿甫）

19. 为什么 CT 或 MRI 检查显示腰椎管狭窄却不能诊断为腰椎管狭窄症？

答：有些人做常规体检时，CT 或 MRI 提示“腰椎管狭窄征像”，心中自然有了几分畏惧，于是急找医生。医生经过询问病史、查体，却发现不支持这个诊断，这些人就立刻舒缓了情绪。那又是为什么呢？ CT 或 MRI 检查显示椎间盘、椎间突突入椎管，或椎体位移，黄韧带、后纵韧带软组织增生等原因造成腰椎管有一个或多个平面管腔狭窄，提示“腰椎管狭窄”，但椎管内容积相对于神经来讲有足够的空间，有效间隙确保马尾或神经根未受压迫，从而未出现临床症状和体征，所以腰椎管狭窄并不等同于腰椎管狭窄症。很多人的 CT 或 MRI 片子上可以看到腰椎管狭窄，但没有不适症状，这种情况不能诊断腰椎管狭窄症；只有当 CT 或 MRI 检查有腰椎管狭窄，并有相应症状时，才能诊断为腰椎管狭窄症（图 24）。

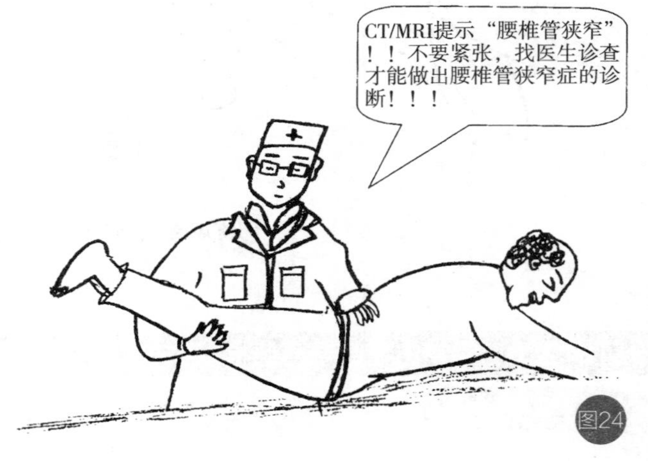

图24

（郑霞、王云江）

20. 为什么 CT 或 MRI 检查无腰椎管狭窄却有腰椎管狭窄症类似症状?

答：在我们日常生活中，有些人因为经常腰疼，路走多了腿痛、无力等不适症状去医院就诊，在诊断过程中，医生考虑“腰椎管狭窄症”，可行 CT 或 MRI 检查，诊断报告未提示腰椎管狭窄（图 25）。很多患者也百思不得其解，那么先进的检查为什么都没发现我有腰椎管狭窄呢？从人体整体观出发，腰椎管狭窄是动态的，而不是静态的。中医整脊学认为，人类的腰椎生理曲度在站立位和平卧位时有很大差别，站立位时腰曲受地球引力作用而加大，平卧位时腰曲不受地球引力作用而变直。当人体站立或者行走时由于地球引力、身体重力作用，导致肌肉收缩，腰椎生理曲度（腰曲）发生改变，腰椎椎管缩短，椎间孔就会变窄，椎管容积减少，就好比房子小了，住在房子里的硬膜和神经根的正常活动必然受限，退变组织导致相应节段部位受压而出现腰椎管狭窄。而腰椎 CT 或 MRI 检查时，患者是在平卧位下进行，忽略了地球引力、身体重力作用和腰椎的整体性，是静态的检查。此时腰椎椎管变长，容积变大，就可能发现不了腰椎管狭窄，而当患者由平躺变为站立和行走时，当椎管本身有狭窄，又加上腰曲改变，致腰椎前凸增加，椎管容积进一步减少，阻碍神经组织在椎管内的滑动，进而影响它的微循环，从而出现疼痛、无力、麻木、间歇性跛行等腰椎管狭窄症症状。所以有经验的医生只是把检查结果作为参考，动态评估患者病情。

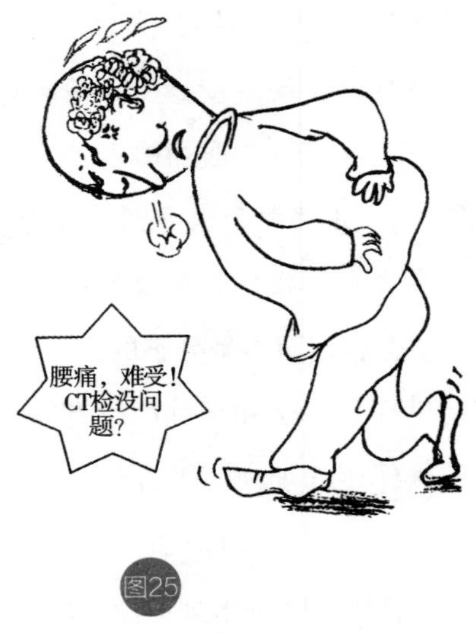

图25

（岳萍、周霞）

21. 为什么中医整脊治疗腰椎管狭窄症必须拍腰椎站立位X光片？

答：“哎呀！疼死我了，都站不起来了，还要站立着拍片！”（图26）放射科的过道里，常听到患者一边呻吟，一拍站立位X光片，很重要！

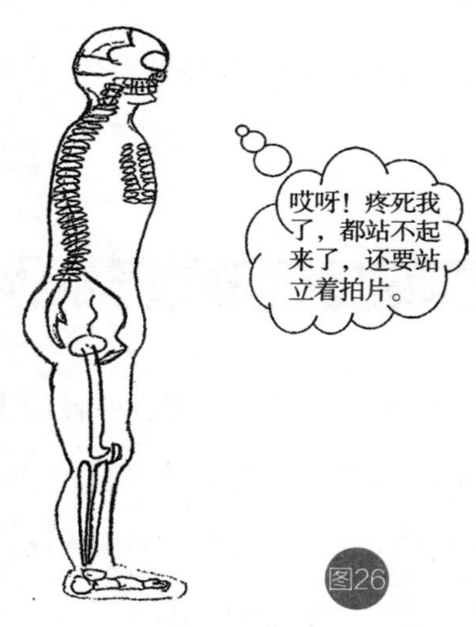

图26

边嚷嚷着。这其中有患者不知道的原因。在临床诊断腰椎管狭窄症时医生常常要求患者做腰椎 CT 或 MRI 检查以明确狭窄的程度。而中医整脊学从整体观出发，认为腰椎管狭窄是动态的，而不是静态的。当平卧时肌肉放松，腰椎生理曲度（腰曲）恢复，退变组织对椎管影响减少，甚至完全没有椎管狭窄。而当人体站立时由于地球引力、身体重力，导致肌肉收缩，腰曲发生改变，退变组织影响相应节段部位而出现腰椎管狭窄。行腰椎 CT 和 MRI 检查时，患者在平卧位下拍摄，忽略了地球引力、身体重力作用和腰椎的整体性，是静态的检查方法。拍腰椎站立位 X 光片重视地球引力和腰椎与骶椎、胸椎的关系，可以很清楚地了解腰曲的改变及腰椎管狭窄程度，是动态的检查方法。所以，中医整脊治疗过程中必须拍腰椎站立位 X 光片，从而为腰椎管狭窄症的诊断和治疗提供更有利的依据。

（秦建柱、王云江）

22. 为什么腰椎管狭窄症要做肌电图检查?

答：腰椎管狭窄症的患者会出现明显的下肢疼痛、麻木、软弱无力等症状，很多时候却搞不清楚是自己的感觉出了问题，还是神经出了问题，这时做个肌电图检查就一目了然了（图 27）。肌电图是用同心圆针电极记录的肌肉安静状态下和不同程度随意收缩状态下各种活动的一种技术，是神经系统的重要检查。主要用于神经源性损害和肌源性损害的诊断和鉴别诊断。腰椎管狭窄症的骨赘、突出的椎间盘、粘连性软组织等造成腰椎管容积变小的同时也对神经根进行压迫，通过肌电图检查既可判定脊神经根是否受损，又可判定其受损程度。根据波型改变不仅可区别肌源性萎缩与神经源性萎缩，而且根据波幅的高低可以判定是属于周围性或中枢性；根据失神经电位出现的范围及其他异常肌电图表现推测病变的部位。因此，肌电图可以明确腰椎管狭窄症是否压迫了神经根，压迫了哪条神经根、其性质和范围等，以便指导诊断和治疗，同时可以用来进行治疗前后对比，观察治疗效果。

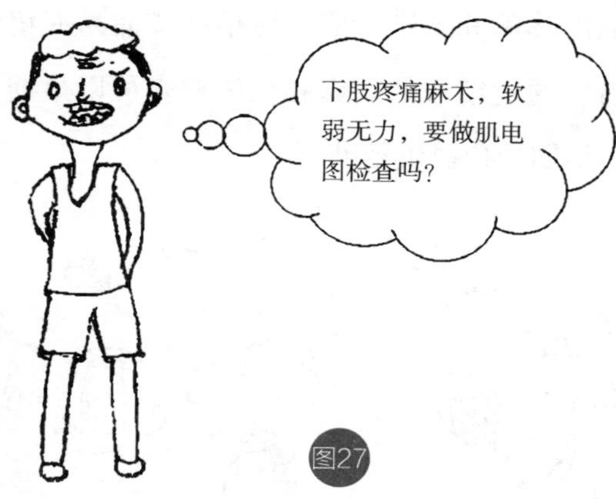

图27

（王岩军、周霞）

23. 为什么腰椎管狭窄症要详细询问病史及进行临床检查?

答：很多时候患者就诊时埋怨医生为什么问那么多，浪费时间，殊不知疾病诊断中问诊及体格检查的重要性（图28）。在腰椎管狭窄症的问诊中，我们一定要关注其与运动的关系，因为腰椎管狭窄症在静息或休息时常无症状，只有在活动或行走一段距离后方可出现下肢痛、麻木、无力等症状，休息后症状缓解，而且腰椎管狭窄症表现的症状很容易与腰部其他退变性疾病、血管源性间歇性跛行的症状相混淆，故在诊断腰椎管狭窄症时应详细询问病史，可以有效排除其他原因导致的腰痛及间歇性跛行症状。当然详细的体格检查更有利于疾病的诊断和鉴别诊断。对早期腰痛易混淆的腰椎管狭窄症患者，通过细致的问诊和临床检查可以早期发现和诊断疾病，为早期治疗提供帮助。

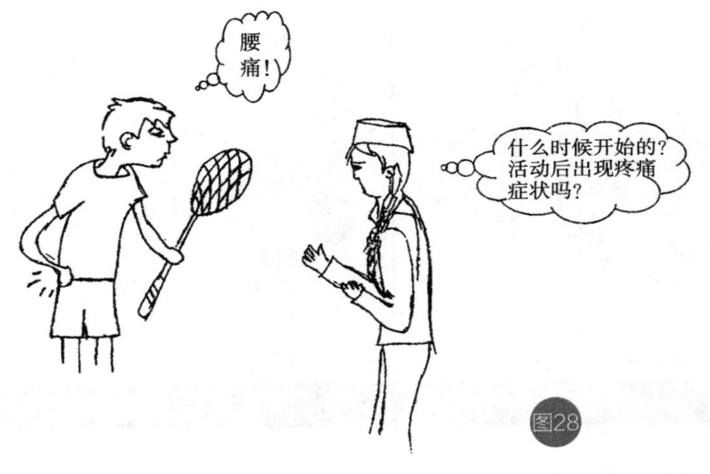

图28

（秦建柱、孙胜林）

24. 为什么腰椎管狭窄症在前倾、前屈、蹲位时疼痛缓解，在后伸、站立、行走时疼痛加重？

答：腰椎管狭窄症有一个特点，很多患者走路时喜欢身体往前倾，这是一种为减轻疼痛的姿势性代偿。在前倾、前屈、蹲位时（图 29），椎管后方的组织拉长，椎管内容减小，脱出的椎间盘回缩，使椎管容积相对增大，受压迫的神经暂时得到减压，疼痛也能得到缓解。如骑自行车时，腰部前屈，在一定程度上改善了腰椎管狭窄的压迫症状，在爬山、骑车、上楼梯等屈曲姿势下疼痛也能有所缓解；而在站立、后伸或行走时症状加重，这是因为腰椎后伸时，腰椎椎间隙前部增宽后部变窄，使椎间盘和纤维环向椎管内突入，造成椎管容积进一步变窄，刺激或压迫神经根。另外，腰椎后伸时，神经根变短变粗，黄韧带也松弛形成皱襞增厚使椎间孔变小，神经根和马尾神经容易受刺激而产生症状。

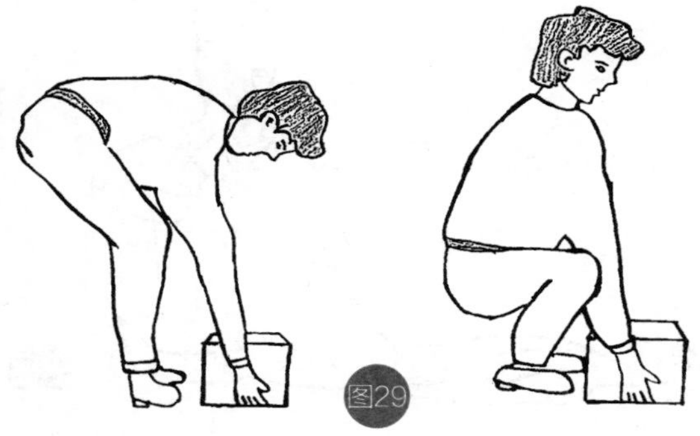

图29

（杨成爱、王云江）

25. 为什么有的腰椎管狭窄症直腿抬高试验也会阳性?

答：在临床中，直腿抬高试验是指患者仰卧双下肢伸直，检查者一手扶住患者膝部使其膝关节伸直，另一手握住踝部并徐徐将之抬高，直至患者产生下肢放射痛为止，记录下此时下肢与床面的角度，即为直腿抬高角度。正常人一般可达 80° 左右，且无放射痛。若抬高不足 70°，且伴有下肢后侧的放射痛，则为阳性（图 30）。腰椎管狭窄症是由腰椎生理曲度紊乱、椎间盘突入、黄韧带肥厚、后纵韧带钙化、椎体的骨质增生等因素造成的，最终导致腰椎管容积变小，椎间孔变窄，侧隐窝狭窄。当行直腿抬高试验检查时，椎间孔穿出的脊神经根就会受到挤压、刺激，进而引起直腿抬高试验阳性。

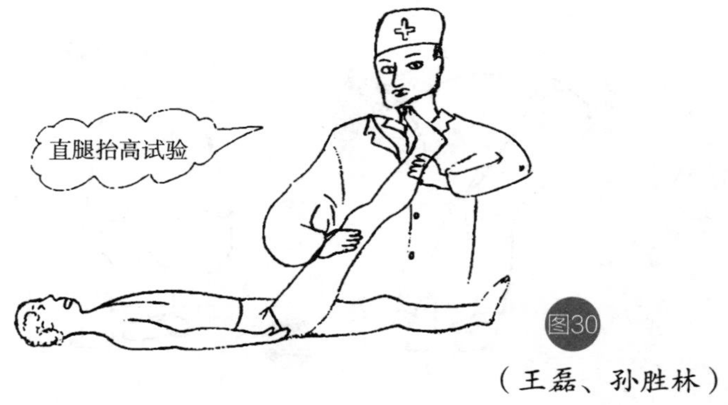

图30

（王磊、孙胜林）

26. 为什么腰椎管狭窄症必须查腱反射?

答：人体的任何反射，都离不开中枢神经系统和周围神经系统，中枢神经调控各种信息，周围神经传递各种信息。

反射就像接电线，必须有两个神经元（神经细胞），一个是输入神经元（感觉），一个是输出神经元（运动）。为了引发腱反射，可轻敲特定的肌腱，因为每一个腱反射都是有特定的脊髓节段负责，异常的腱反射就可以帮助我们确定病灶的位置（图 31）。腰椎管狭窄症的主要病因病理是腰椎骨关节紊乱导致多个椎间盘突入椎管，椎管前缘的后纵韧带及后缘的黄韧带因椎曲改变而皱折增厚，进而对椎管形成前后夹压，椎管容积变窄；同时椎曲改变，椎间孔变窄，侧隐窝狭窄，脊髓、神经根受压导致传导障碍，引起下腰痛伴下肢疼痛等临床症状，严重的甚至出现截瘫。所以腰椎管狭窄症必须查腱反射，腱反射可为定位诊断提供依据，对临床鉴别运动功能障碍也非常重要。

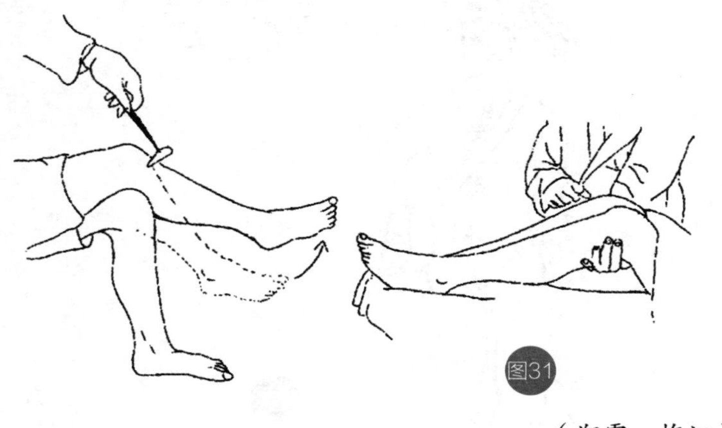

图31

（郑霞、梅江）

27. 为什么青少年腰椎管狭窄症往往无症状而只有步态改变?

答：有些家长因为孩子走路向前倾斜（图 32）前来医院就诊，结果才知道是腰椎管狭窄症所致。一些孩子在生长发育过程中由于营养不良或长期的不良姿势，导致椎体关节三角力学结构位移后，维持椎曲的四维肌力不平衡而致腰椎生理曲度紊乱。青少年腰椎管狭窄症多继发于腰椎间盘突出症，很多患者走路时喜欢往前倾，这是一种为减轻疼痛的姿势性代偿，通过前倾或前弯，使椎管后方的组织拉长，椎管内容减小，脱出的椎间盘回缩，使椎管容积相对增大，受压迫的

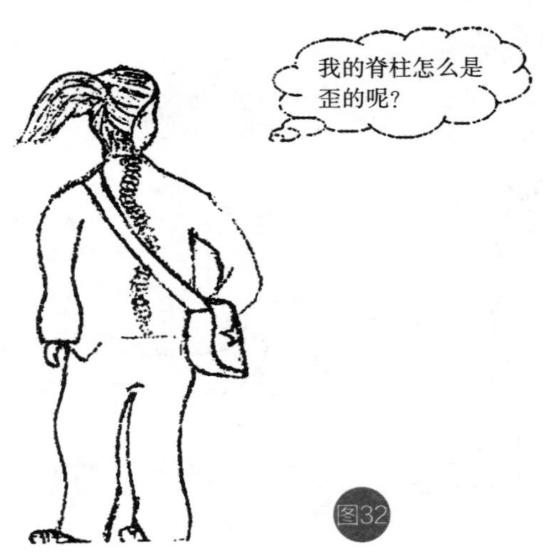

图32

神经暂时得到减压，疼痛也能得到缓解，所以说青少年腰椎管狭窄症往往无症状而只有步态改变。拍片可见脊柱侧弯，如图 33、图 34 所示。

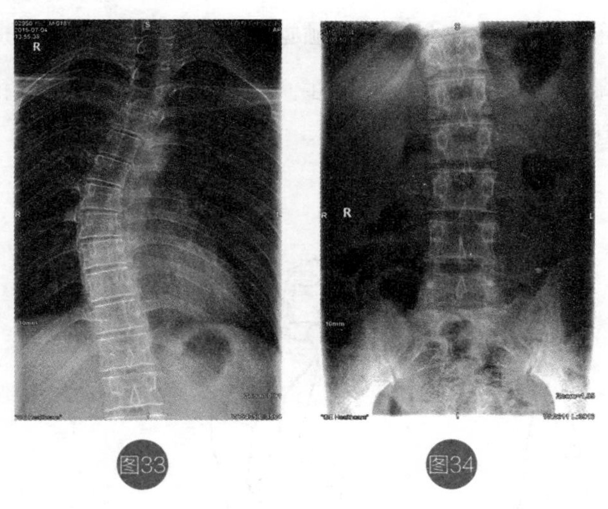

图33　图34

（王岩军、王云江）

28. 为什么腰椎管狭窄症早期症状容易与腰椎间盘突出症混淆？

答：很多时候患者以为“腰腿痛”就是椎间盘突出所致，因为在疾病早期很多疾病的症状都极为相似（图 35）。早期腰椎管狭窄症由于腰椎生理曲度（腰曲）改变，关节的前倾应力导致侧隐窝狭窄，神经根管和侧隐窝均可因腰曲紊乱、椎体位移或椎间盘突入而继发狭窄，使穿行于其中的神经根受压而引起腰痛，逐渐出现腿痛、单侧或双侧下肢麻木、沉重、无力，疼痛沿腰或骶神经支配区域放射，劳累或外伤可以加重疼痛，查体可有小腿和足触觉、痛觉减退，肌力减退，直腿抬高试验可为弱阳性或阳性，与腰椎间盘突出症状相似而容易混淆。

到底是
什么？
他说是腰椎间盘
突出，你说椎管
狭窄。

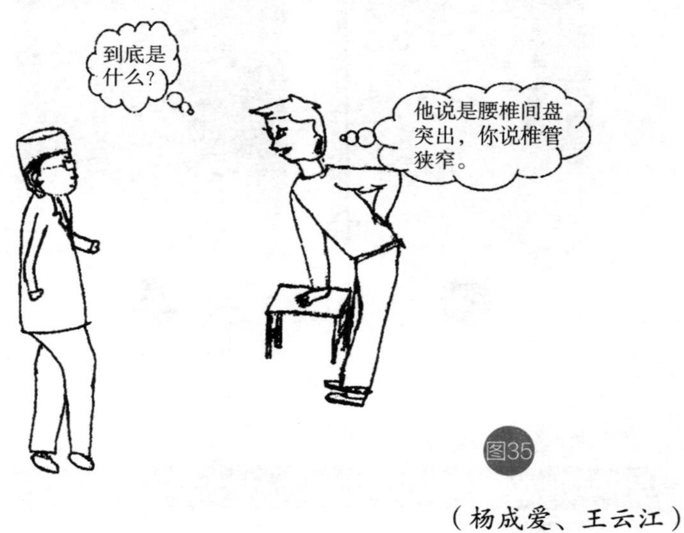

图35

（杨成爱、王云江）

29. 为什么腰椎管狭窄症的早期临床症状和阳性体征少且不典型？

答：有些患者看病时非常疑惑，说："不会吧？我怎么会腰椎管狭窄，怎么以前没发现呀？”腰椎管狭窄症起病多隐匿，进展缓慢，早期症状表现不明显或常在不知不觉中逐渐出现症状。本病主要症状为腰骶部疼痛及间歇性跛行（图36）。腰骶部疼痛常涉及两侧，站立、行走时加重，卧床、坐位时减轻。主诉腿痛者比腰椎间盘突出症者明显为少。症状产生原因除椎管狭窄外，大多因合并椎间盘膨出或侧隐窝狭窄所致。70%~80% 的患者有马尾神经性间歇性跛行，其特点是安静时无症状，短距离行走即出现腿痛、无力及麻木，站立或蹲坐少许时间症状消失，也可于略蹲、稍坐或卧床休息而减轻。患者尽管主诉较多，但在早期安静时体检常无发现，于卧床检查时其临床体征已缓解，直腿抬高试验在腰椎管狭窄症早期可为阴性。归纳以上症状，即为间歇性跛行、主诉多而阳性体征少及腰部后伸受限三大临床特征。

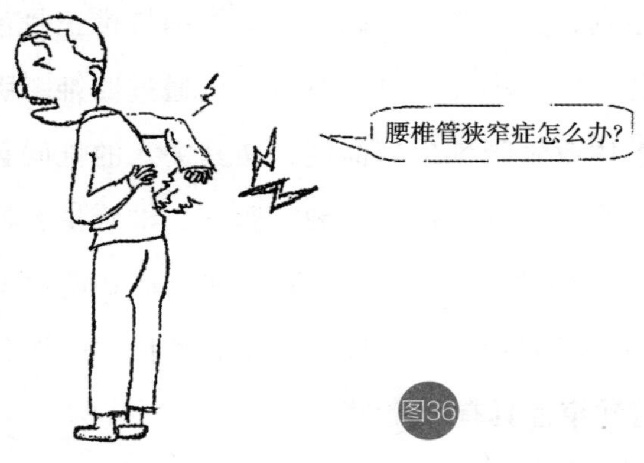

图36

（李海燕、梅江）

30. 为什么韦以宗说中医整脊治疗腰椎管狭窄症具有可控性?

答：韦以宗教授在《中国整脊学》中论述，腰椎管狭窄症是慢性病，其狭窄是逐年积累损伤造成的，由于椎体退变，局部肌肉的劳损，维系脊柱四维结构的生物力学改变（肌肉劳损、椎间盘退变变性）—棘突偏歪、小关节紊乱、椎体旋转移位（滑脱）、脊柱侧弯（侧滑）—椎曲改变—椎间盘挤压突出、后纵韧带黄韧带增厚—椎管狭窄—神经卡压—腰腿痛。腰椎管狭窄症，中医整脊治疗以调曲为目标，而不是以回纳椎间盘为目的。此症普遍是椎曲消失反弓，多个椎间盘突入，后纵韧带、黄韧带折叠增厚，前后夹击导致椎管狭窄。根据韦以宗教授治疗劳损性脊柱病“理筋、调曲、练功”的治疗原则，在理筋的基础上，给予胸腰椎正骨治疗，使胸腰段各椎体、小关节对点对线，再通过四维牵引和复位调曲法整体改善腰椎生理曲度，使其突入的椎间盘随椎骨退出，折叠的后纵韧带、黄韧带张开，椎管扩容，腰椎管狭窄自然得到解决（图 37）。患者临床症状明显改善，再配合练功，巩固疗效。所以韦以宗教授说“中医整脊治疗对腰椎管狭窄症具有可控性”。

医生，谢谢！经过你
们的治疗，我的腰好
久都没有痛了！

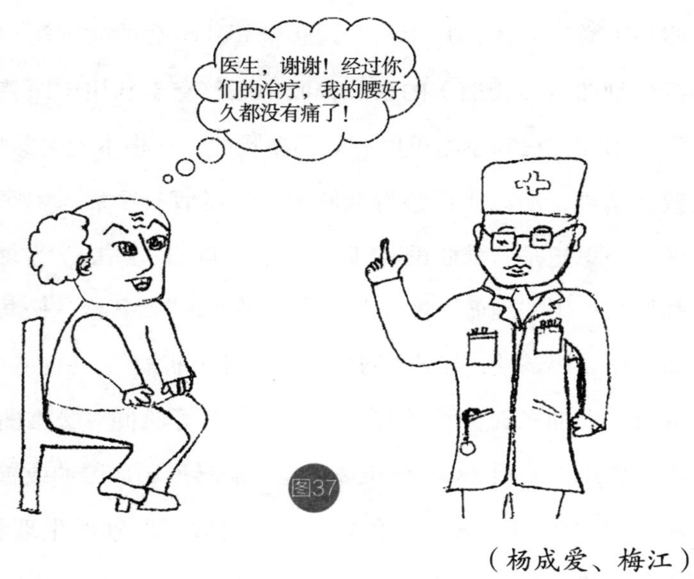

图37

（杨成爱、梅江）

31. 为什么中医整脊能够治疗腰椎管狭窄症？其核心思想及优势是什么？

答：近年来，中医整脊医学在该病的非手术治疗上已取得较大进展，因为中医整脊运用中医原创思维，结合生物力学和运动力学，提出了“一圆一说两论”，制订了“理筋、调曲、练功”三大治疗原则，“正脊调曲法、针灸推拿法、内外用药法、功能锻炼法”四大治疗方法和“医患合作、筋骨并重，动静结合、内外兼治，上病下治、下病上治，腰病治腹、腹病治脊”八大治疗策略。因腰椎管狭窄症的病因病理是腰椎生理曲度（腰曲）的紊乱，而中医整脊学利用中医整脊理论、治疗方法和策略可以有效调整腰曲，从根本上去除病因、改变病理，所以中医整脊能够治疗腰椎管狭窄症。中医整脊的核心思想是“椎曲论”，以“理筋、调曲、练功”为总的治疗原则；用“理筋”恢复肌肉力学平衡，“紧其松，松其紧”，肌肉恢复协调性，以达“筋柔骨正，骨正筋柔”。在此基础上，通过“调曲”充分调动腰大肌、竖脊肌等肌群对腰椎曲度的内在作用力（图38），使椎体移位、旋转回归而腰曲改善，最后通过“练功”来维系脊柱对位、对线、对轴的生理状态，恢复腰椎生物力学动态平衡，从根本上解决导致腰椎管狭窄症的病因。其优势在于对脊柱劳损性疾病，从病因病理的根本上解决了椎曲问题，从而有效提高患者康复率，降低复发率，减少了手术率，杜绝了致残率，不仅解决了脊柱劳损性

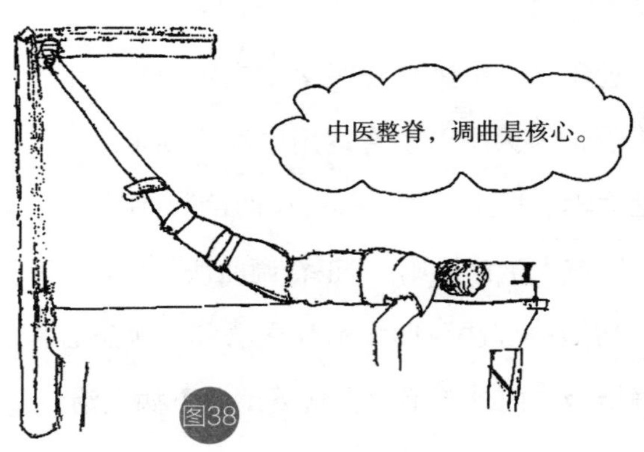

图38

疾病的病痛，而且减少了患者的经济负担，不得不说是一项民生工程，同时也是一项扶贫工程。

（秦建柱、梅江）

32. 为什么腰椎管狭窄症有腰椎骨质增生骨桥形成还能调曲复位?

答：很多老百姓因为腰痛、下肢疼痛麻木或其他不适症状去医院就诊时，拍 X 片后发现临床报告上写着骨质增生和骨桥形成，当医生告知可行牵引调曲复位治疗时（图 39），担心害怕会不会把骨头拉断，认为骨质增生必须通过手术切除才能根治。殊不知，骨质增生根本就不是病，而是人体的韧带肌肉上附着点从硬化到钙化，慢慢变性过程中的一种表现，是附着在骨面的韧带骨化的结果，是人体在工作、学习中为了代偿过度劳损所形成的保护措施。以前，X 线报告都写“骨质增生”“骨刺”，后来才逐渐改正为“退行性病变”，也就是老化的表现。在人体内部有三大力的作用，即拉力、压力、张力，随之有相应的应力出现，人体为了保护局部的力平衡才“长出”骨质增生，骨桥只是骨质增生形成“桥”状，是运动力学失衡造成的，主要由于构成关节的软骨、椎间盘韧带等软组织变性、退化，是骨骼关节退化的表现。腰椎管狭窄症的根本原因是腰椎生理曲度（腰曲）紊乱、腰椎间盘突出、椎体增生、后纵韧带和黄韧带皱折增厚，“前后夹击”导致椎管管腔变窄。我们调曲复位主要是针对支撑腰椎的四维肌肉组织等非骨性结构，从而达到“筋柔骨正，骨正筋柔”的目的。通过调整腰曲，改变椎间隙的距离，可以松解神经根孔，减少神经受压，进行牵引调曲，调整腰大肌、竖脊肌等重要肌肉。

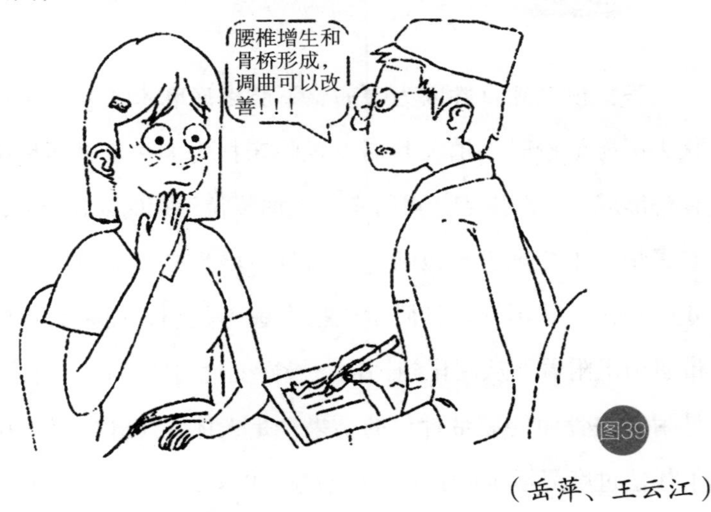

（岳萍、王云江）

33. 为什么腰大肌康复对腰椎管狭窄症的治疗至关重要？

答：腰大肌起自腰椎两旁，为重要的脊旁肌之一，与髂肌共同止于股骨小转子上，位于腹膜后，其大部分位于腰椎椎体与横突之间的陷沟内，其走行跨度长，止于大腿根部内侧的股骨小转子（图 40）。它除了对腰段脊柱有稳定作用外，还能有效调节腰椎生理曲度（腰曲）。腰曲的形成取决于椎间隙的间距，前宽后窄的椎间隙使腰椎向前弯曲，起于腰椎前缘的腰大肌的牵拉作用对前宽的腰椎椎间隙的形成具有决定作用。韦以宗教授经科研证实：腰大肌对腰曲形成作用重大，是腰曲形成、稳定以及病理改变主要的肌力所在，腰大肌是腰椎侧弯、旋转运动的主要动力，且能够直接影响腰椎的旋转度和腰曲。在临床上腰椎管狭窄症正是腰椎旋转，腰曲紊乱所形成的脊柱劳损性疾病，因此调节腰大肌可以改变脊柱前端的异常应力，调整腰椎力学平衡，调整腰曲。如不及时矫正，可加重腰椎管狭窄症。所以腰大肌康复对腰椎管狭窄症的治疗至关重要。

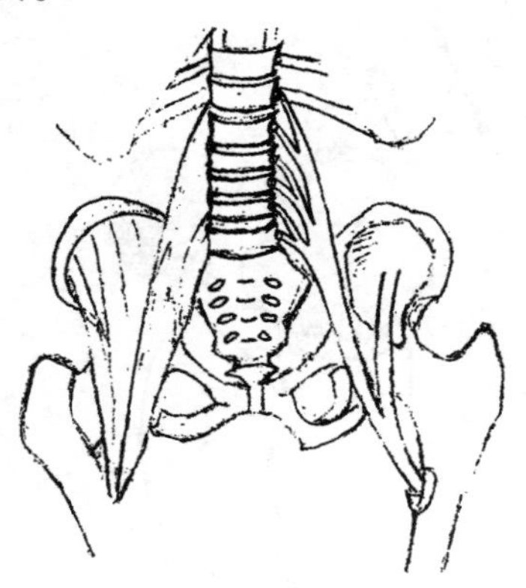

图40 腰大肌及附着点示意图

（郑霞、王云江）

34. 为什么单纯药物治疗腰椎管狭窄症效果不理想?

答：在我们老百姓观念里认为腰腿疼吃点药就能减轻症状，可是往往事与愿违，吃了很多药也不见明显效果（图41）。腰椎管狭窄症由于某一个或者多个腰椎的椎间盘突出或者腰椎滑脱，软组织增生、椎旁肌肉痉挛等原因引起腰椎生理曲度（腰曲）紊乱造成，就好像一个多节段组成的弯曲管道，一旦变化，各节段必产生位置移动，管腔容积自然缩小，导致腰椎一个或者多个椎间隙的变窄是动态的、节段性的狭窄，而椎体的稳定性源于前后四维肌肉的平衡。传统中医学

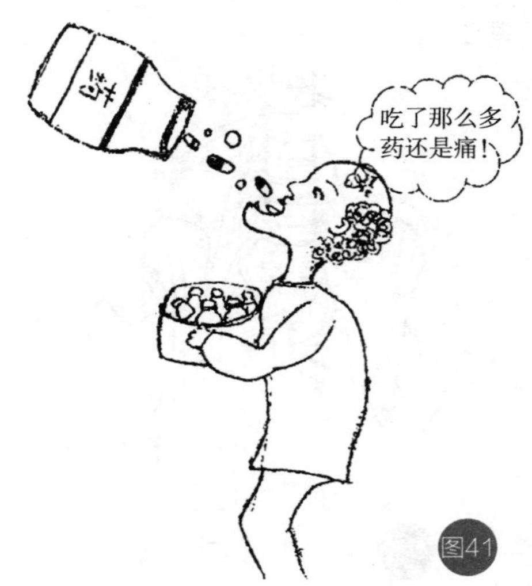

图41

上就有筋对骨肉的连接与牵拉作用，筋柔方能骨正，单纯药物治疗是局限的，只能进行活血、消炎、止痛等对症治疗，暂时缓解局部症状，是治标不治本，并不能真正解决四维肌肉等动力系统失调引起的腰曲紊乱，因此单纯药物治疗腰椎管狭窄症效果不理想。

（岳萍、孙胜林）

35. 为什么单纯正骨治疗腰椎管狭窄症容易复发？

答：在临床中我们常常碰到这样的问题，有些腰椎管狭窄症患者在推拿科行了多次正骨治疗，但腰腿疼症状缓解却不明显；或者缓解一段时间，不久后再次复发（图 42）。腰椎管狭窄症主要病理改变是位于腰椎前后的四维肌肉力量的失衡，腰椎生理曲度（腰曲）异常，腰椎骨关节紊乱，椎间盘内压增高，导致多个椎间盘突入椎管，椎管前缘的后纵韧带及后缘的黄韧带因腰曲改变而皱折、增厚，进而对椎管形成前后夹压，椎管容积变窄。同时腰曲改变，椎间孔及侧隐窝变窄，脊髓、神经根受压，引起腰痛伴下肢疼痛、无力，不能久立、久行及久坐等症状。既往单纯正骨治疗仅能解决腰椎骨错缝，而未能很好解决脊柱的力学紊乱，改善或恢复不了腰曲，因此疗效不满意，复发率高。

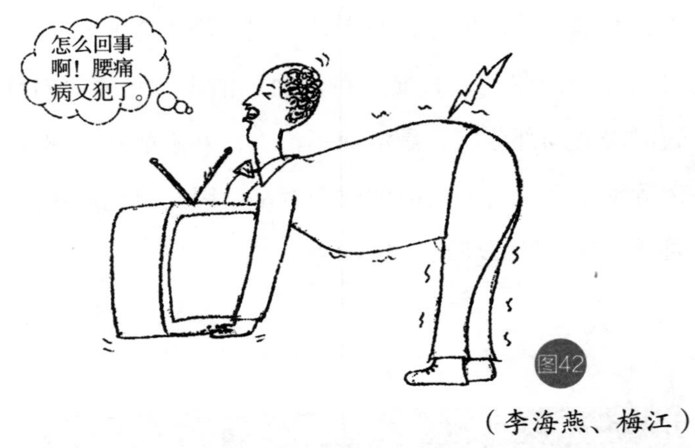

图42

（李海燕、梅江）

36. 为什么单纯针灸、推拿治疗腰椎管狭窄症疗效不确切？

答：腰椎管狭窄症的发生多因椎间盘、椎体软骨退变，椎间盘突入椎管，或椎体位移，软组织增生等因素造成腰椎生理曲度（腰曲）紊乱。众所周知针灸治疗可以舒筋活络、理气止痛，能治疗一些与疼痛有关的疾病。中医推拿的作用是疏通经络，行气活血，滑利关节。但在治疗过程中，有些患者症状立即缓解，有些患者效果却不明显。中医整脊治疗腰椎管狭窄症，遵循“理筋、调曲、练功”三大治疗原则，三者相辅相成，缺一不可。通过调整和恢复腰曲，改变椎间隙、椎管长度、宽度以及椎间孔和神经排列，恢复腰椎的力学平衡和腰曲，才是治疗腰椎管狭窄症的关键。单纯针灸、推拿治疗属于基本治则中“理筋”的范畴，对腰椎曲度改变没有作用。针灸治疗的不稳定性与腰椎管狭窄症形成机理有关，腰椎管狭窄症的形成机理又决定了它的治疗疗效（图43）。中医推拿只能缓解局部肌肉、筋膜等的血供进而缓解症状，不能调整和恢复腰椎的力学平衡和腰曲（图44），所以单纯的针灸、推拿治疗腰椎管狭窄症疗效不确切。

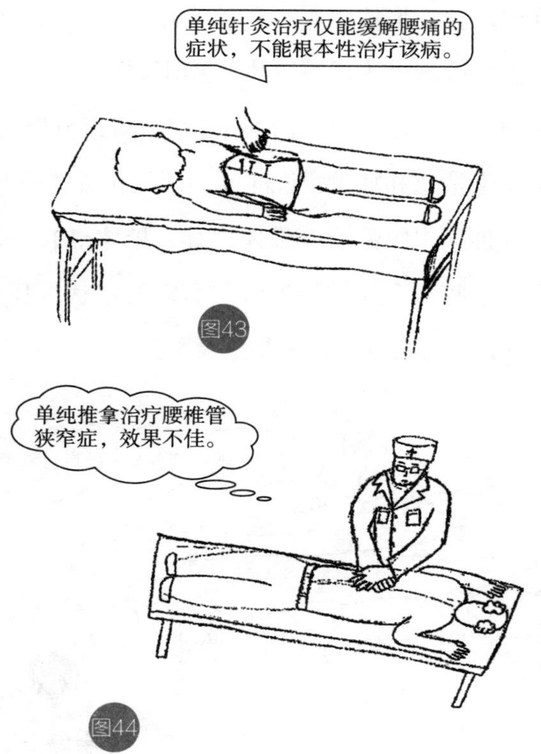

图43

图44

（王岩军、周霞）

37. 为什么腰椎管狭窄症盲目进行腰椎斜扳法是危险手法?

答：腰椎管狭窄症是一种慢性劳损脊柱疾病，因腰椎原有的弹性生物力学功能减退，不能将其承受的压力均匀地向四周传递，导致椎间隙狭窄和生物力学改变，引起后关节的紊乱、椎体位移、椎体滑脱，或骨质疏松，或陈旧性脊柱骨骨折未痊愈，或腰椎手术后继发等病理因素。在没有拍腰椎站立位时的正侧和左右斜位的 X 光片时，盲目进行腰椎斜扳法（图 45）会造成和加重腰椎曲度的紊乱和腰椎的力学平衡，严重者造成椎弓根峡部裂、椎体位移、椎体滑脱、骨折和脊髓损伤等。这些都会加重腰椎管狭窄症的症状，甚至引起截瘫。所以盲目进行腰椎斜扳法是危险手法。

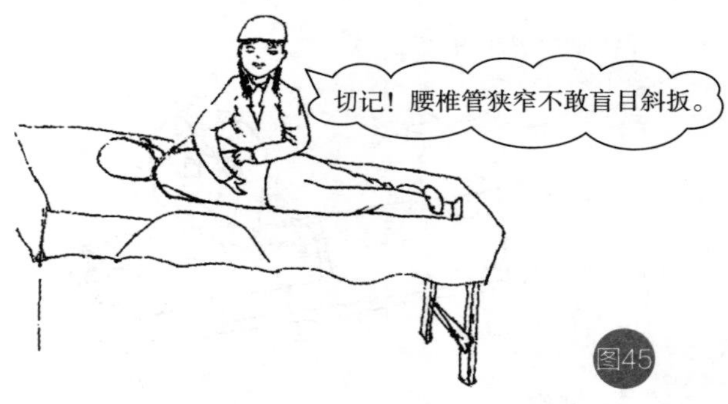

图45

（李海燕、王云江）

38. 为什么说恢复或改善腰椎生理曲度是治疗腰椎管狭窄症的关键?

答：腰椎管狭窄症的发病核心是腰椎生理曲度（腰曲）的紊乱。临床治疗的效果、病情的好转与腰曲改变的程度、年龄、病程有关，而传统单一方法或手术治疗方法不以改善或恢复腰曲为关键点，只注重造成狭窄的局部因素，不重视腰曲的重要性，因此疗效不满意，复发率高。中医整脊学重视整体观念，应用中医整脊学科中的正脊骨法、四维牵引调整腰曲，治疗腰椎管狭窄症，经临床实践，相对其他治疗方法临床疗效有显著提高。因此得出，恢复或改善腰曲是治疗腰椎管狭窄症的关键（图 46）。

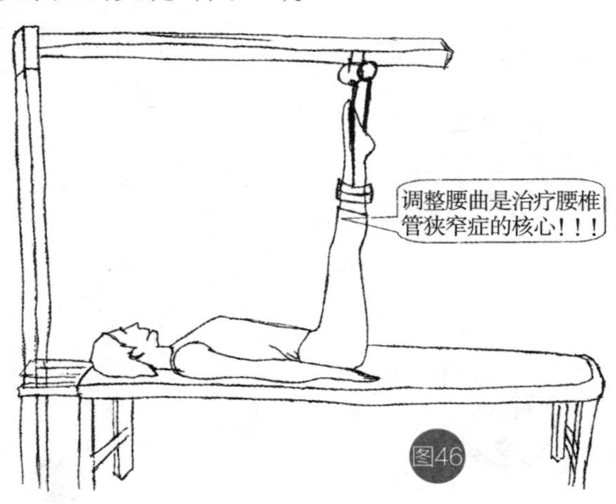

图46

（王磊、王云江）

39. 为什么中医整脊治疗腰椎管狭窄症重视腹部理筋？

答：中医整脊治疗腰椎管狭窄症的主要原则包括理筋、调曲和练功三个方面，理筋为其首要的治疗原则。八大治疗策略中提出了“腰病治腹，腹病治脊”。按照脊柱轮廓平行四边形理论，腰椎管狭窄症的病因病理是腰椎生理曲度（腰曲）的紊乱，导致腰曲紊乱。一方面是在腰椎轮廓应力的外四维中，以腹部和腰背部肌肉韧带的第一杠杆为动力和支撑力；另一方面起源于腹部和腰背部肌肉韧带损伤而致轮廓应力不平衡后而继发。陈旧性突出是由于腰椎附着的四维肌肉固定系统不平衡，造成椎体旋转，腰椎生理曲度（腰曲）改变所致。理论研究认为，腰椎间盘突出 75% 的责任归咎于腰大肌。腹部理筋是将腹部周围的肌肉进行充分的调理（图 47）。通

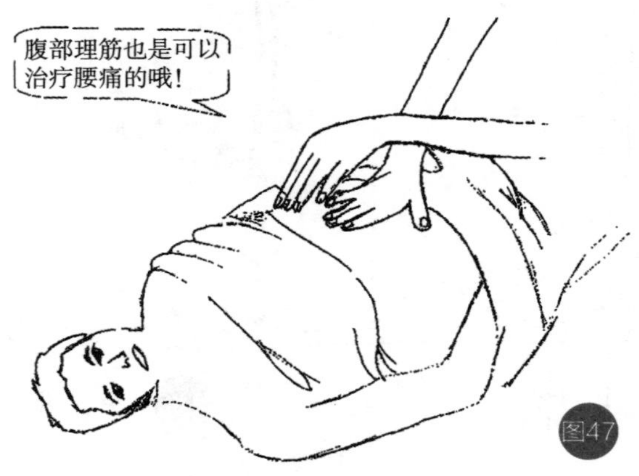

图47

过调理以腰大肌为主的腹部肌群的轮廓应力，改变调整腰曲，使椎间盘受力改变，从而改变因椎间盘突出所致的腰椎的整体立线，建立新的四维肌肉平衡。

（李海燕、梅江）

40. 为什么合并骨质疏松的腰椎管狭窄症患者可以行中医整脊调曲治疗?

答：骨质疏松症最常见的并发症就是骨折，在扭转身体、持物、开窗等室内日常活动中，即使没有明显较大的外力作用，也可发生骨折。很多老年人骨质已经疏松，又患腰椎管狭窄症。这些老年人就很担心在中医整脊调曲治疗过程中会发生危险（图 48）。其实，中医整脊学是根据生物力学原理，应用特殊的手法及手段，对骨关节、椎间盘以及脊柱相关软组织的劳损、紧张僵硬或退化性改变的附着肌肉进行调整，以恢复脊柱的生物力学平衡关系来治疗脊柱错位。在临床上，维系脊柱的肌肉韧带就是脊柱骨关节的夹板，对脊柱骨关节起固定作用。脊柱劳损病的病理基础是肌肉韧带劳损，因此，在治疗上，首先要恢复、改善动力系统——肌肉韧带。理筋、调曲、练功的目的都是恢复运动力学和生物力学的平衡，理筋在三大治疗原则中为首，而调曲、练功也是通过调整肌肉韧带的功能改善骨性结构位置，而不是直接作用于骨头，所以不会对腰椎的骨结构造成破坏。也就是说合并骨质疏松的腰椎管狭窄症患者可以行中医整脊调曲治疗。

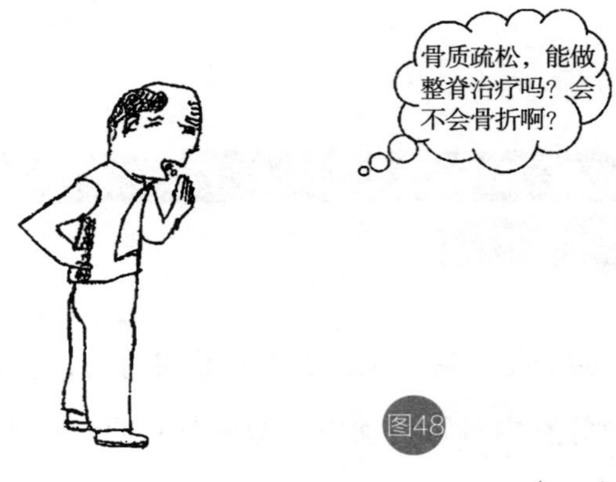

图48

（王岩军、梅江）

41. 为什么佩戴强筋弹力腰围能够巩固腰椎管狭窄症疗效？

答：在腰腿痛疾病诊疗过程中，医生往往要求患者休息，注意姿势，并且要求患者佩戴腰围固定带以限制腰部功能活动，所以在腰椎管狭窄症治疗过程中也少不了腰围的帮助。强筋弹力腰围是医用腰围固定带的一种，通过给腰部一个体外固定护具（腰围），在胸廓和骨盆之间，建立一个弹力性的链接，缓解上身的重量及运动扭力对腰椎的作用力。具体是由一对夹脊弹力功能块和两侧髂肋弹力功能块，构成等腰梯形弹力框架式体外动态固定护具（图 49），承接骨盆和胸廓，既可以缓解腰椎的受力，又对主要肌群的收缩运动起到抑强扶弱的协调作用，兼顾牵引、矫形，动静结合，进而改善全脊柱力学平衡。

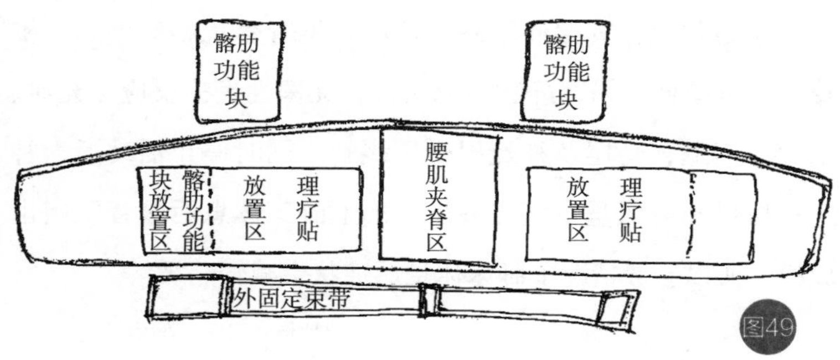

（秦建柱、那尔满·阿甫）

42. 为什么在腰椎管狭窄症初期，卧床休息可适当缓解症状?

答：腰痛时去医院看医生，医生都会交代减少活动，卧床休息，这个办法确实挺灵，有些腰椎管狭窄症患者经卧床休息后腰痛确实能缓解（图 50）。这是为什么呢？因为正常的腰椎管，马尾神经大约占 21%，其余空间为脑脊液所占据，正常的腰椎间隙是前宽后窄的。腰椎管狭窄后引起马尾神经和神经根受压，神经营养不良，狭窄节段之间静脉淤血。此时如果运动，如腰椎后伸，则椎管容积进一步减小，血流缓慢，加之运动时神经的血供及需氧量也增加，就会使原本已经受到压迫的马尾和神经根的缺血、缺氧加重。同时，站立或行走时，为适应身体载荷，下肢伸直带动腰大肌张力，因而腰曲加大。卧床情况下，下肢不承载身体重力，腰大肌也处于松弛状况，其腰曲较站立位小，椎管容积相对增加，椎管压力也减低，局部静脉回流改善，无菌性炎症反应（充血、水肿）消退，马尾及神经根受压缓解。同时停止活动后，神经的血供和需氧量也随之减少，加上卧床休息后腰背肌肉也放松，所以一般情况下卧床休息后症状会减轻、缓解。

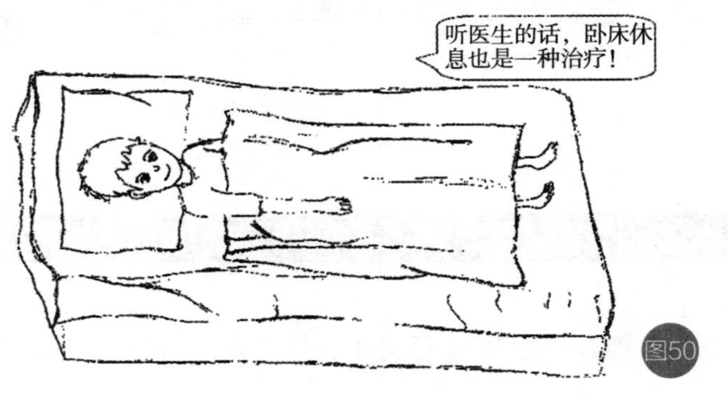

图50

（岳萍、那尔满·阿甫）

43. 为什么先天性腰椎管骨性狭窄症多见于青少年，且需手术治疗？

答：腰椎管狭窄症症状重而不得不做手术的患者中，也有一小部分是青少年患者，这让老百姓百思不解，为什么年轻人得了个老年病呢？其实人的脊柱就像一棵大树，腰骶椎是树根，胸椎是树干，颈椎是树巅。脊柱要健康必须达到重力线平衡，整个脊柱实际上是以腰椎（树根）为重心的圆运动。说简单一点，腰骶椎就是整个脊柱的底座，人的腰椎是整个脊柱的力学基础，正常的腰椎管是一条细长的管道，这个管道是由椎体、椎弓、椎板及椎间盘、韧带、关节囊等俗称为软组织的物质共同构成，里面住着神经组织。由于先天的因素（包括营养、外伤等）致使青少年腰椎管发育不良，导致椎管本身容积变小，称为先天发育性的腰椎管狭窄症。临床多见于腰 3 和腰 4 椎体椎管，这个狭窄是固定的骨性狭窄，是静态狭窄，狭窄椎管里的神经反复受到刺激和压迫，而引发一系列的临床症状。而一般的腰椎管狭窄是椎曲紊乱，力学失衡压迫神经，扭曲血管，牵扯肌肉韧带而出现各种症状。这种动态的狭窄，通过改变腰椎生理曲度，从而增加椎管周围组织空间，是可以治疗的。而先天性腰椎管骨性狭窄是骨性的狭小，空间容积无法通过调曲改变，故不能缓解先天发育性的腰椎管狭窄。在青少年生长发育期就会出现临床症状，而且症状重，马尾神经受压明显，严重者可出现大小便失禁、瘫痪，故需手术治疗（图 51）。但此型患者仅占腰椎管狭窄症患者的 1%~2%。

14岁
60岁
14岁
腰椎管狭窄症！医生建议手术。

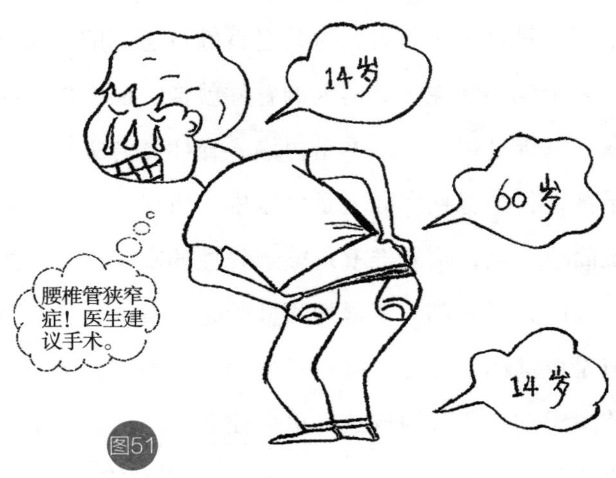

图51

（岳萍、韦松德）

44. 为什么单纯后路开窗手术治疗退行性腰椎管狭窄症会复发?

答：有些退行性腰椎管狭窄症患者，腰腿痛严重影响了日常生活，于是选择了手术治疗，而做完手术后不久又出现了腰腿痛（图 52），甚至间歇性跛行等症状。其实单纯后路开窗术并不能从根本上解决问题，因为退行性腰椎管狭窄一般为多个节段的狭窄。其常见的原因有继发性腰椎退行性改变、腰椎不稳，或其他节段有新的突出而引起椎管或神经根管狭窄，治疗的根本应该从改变腰椎生理曲度（腰曲）、改善腰椎空间结构方面着手。而手术目的是解除压迫，改善症状，提高生活质量，但退行性腰椎管狭窄症患者存在退变性畸形（滑脱或侧弯）或腰椎不稳，单纯后路开窗，椎管扩大后再关门，如果减压节段不足或宽度不足，手术后有可能出现邻近节段退变的腰椎管再狭窄，或腰椎不稳，继发腰曲紊乱。还可能造成椎管较前更加狭窄，压迫症状再次出现。所以说单纯后路开窗手术治疗退行性腰椎管狭窄症会复发。

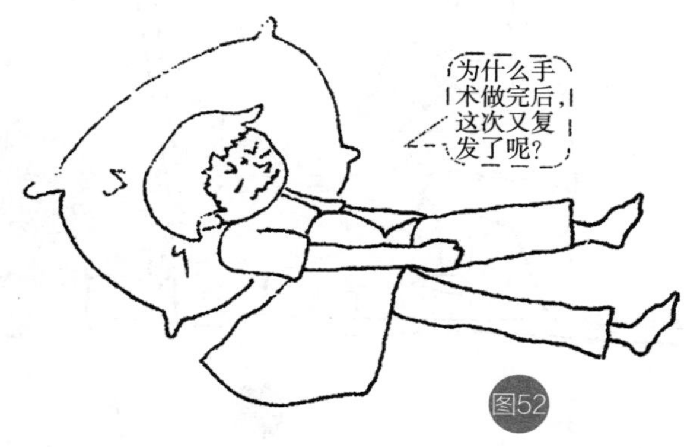

图52

（王岩军、那尔满·阿甫）

45. 为什么邻近脊柱节段做过髓腔扩容术后不可以施行提胸过伸法？出现相关症状怎么办？

答：传统脊柱节段髓腔扩容术，为求扩大髓腔容积，会进行椎弓板半开窗或全开窗骨性减压，扩大神经根管，造成骨性缺损，脊柱稳定性下降。术后，如果非手术医生不了解临床特点，按常规施行提胸过伸法（图 53），可能导致脊柱失稳，甚到脊柱滑脱。

出现局部冷硬、运动不适等相关症状时，建议采用局部药熨和分证论治的口服药物治疗。

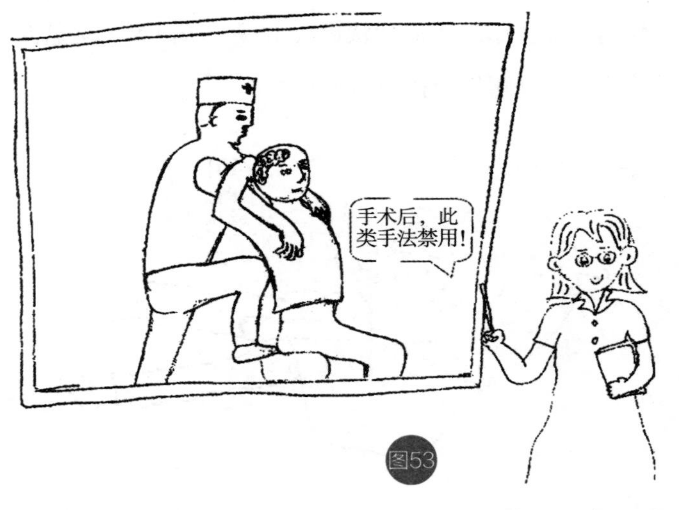

图53

（梁天森、陈军）

46. 为什么胸 10 至腰 2 之间任意节段椎体融合术后不可以施行胸腰旋转法？出现相关症状怎么办？

答：胸 10 至腰 2 之间任意节段椎体融合术后，施行胸腰旋转法（图 54），有可能因胸腰椎过度旋转引起融合节段松动，进而失去融合术后椎体固定的目的。故胸 10 至腰 2 之间任意节段椎体融合术后不可以施行胸腰旋转法。

出现腰痛、腰部活动受限、下肢放射痛时，建议采用局部药熨和分证论治的口服药物治疗。

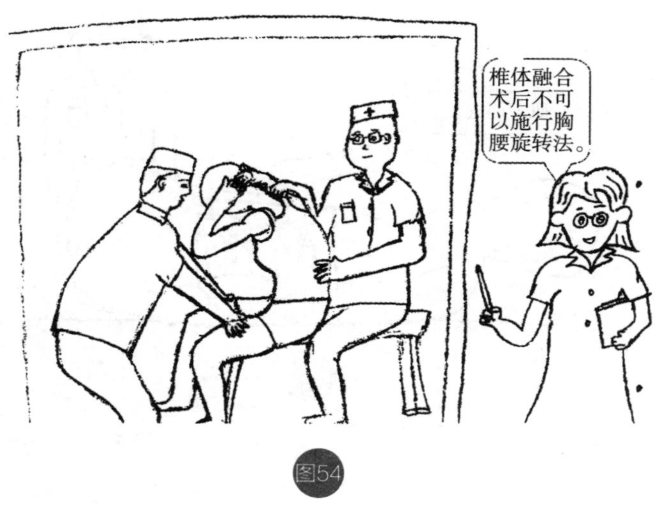

图54

（梁天森、王云江）

47. 为什么胸 10 至腰 2 之间任意节段椎体融合术后慎用竖脊肌理筋法？出现相关症状怎么办？

答：竖脊肌理筋时，点、滚、叩击等手法会影响内固定钉棒的稳定性（图 55），同时，椎体融合节段的肌腱伸缩功能弱化，推拿理筋的效果不明显，所以推拿手法慎用或不用。

出现腰背痛、活动受限需要理筋时，建议采用对内固定物、无外力作用的局部药熨理筋法以及分证论治的口服药物治疗。

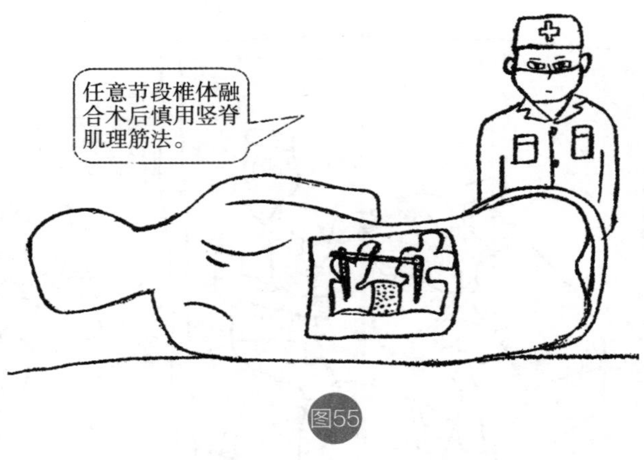

图55

（梁天森、韦松德）

48. 为什么任意腰椎节段融合术后不可以施行腰椎旋转法？出现相关症状怎么办？

答：任意腰椎节段融合术后，腰椎的力学结构已经改变，运动功能也受到限制，腰椎旋转法（图 56）不但不能改变力学结构，还有导致内固定材料松脱的风险，所以不可施行此法。

出现腰部阴冷、肌肉紧张、运动受限等症状时，建议采用局部药熨和分证论治的口服药物治疗。

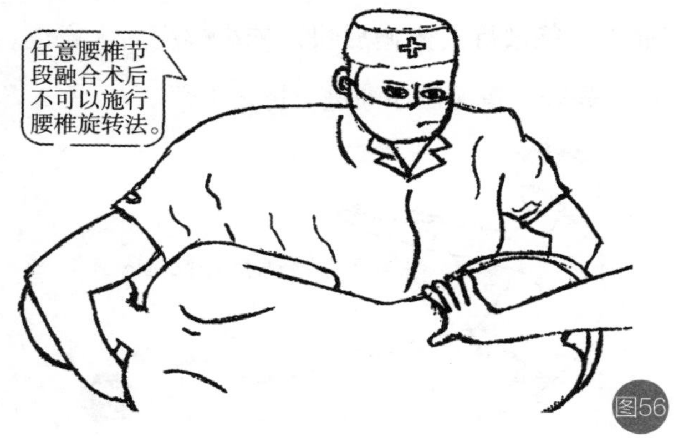

图56

（李海燕、韦松德）

49. 为什么说中医整脊治疗腰椎管狭窄症自主练功很关键?

答：腰椎管是一个四维立体空间，它的平衡不仅仅需要后维肌群（腰部肌群），还需要前维肌群（腹部肌群）的维持。腰椎管狭窄正是因为这些肌群的力量失衡，使椎体失去框架支撑所致。早期强脊健身练功可以解除肌肉的痉挛，使脊柱间隙增宽，缓解椎间盘受到的压力，可使轻度突出且纤维环未破裂的腰椎间盘回纳。后期强脊健身练功（图 57、图 58），有助于增强肌肉的力量，起到代替腰围的作用，并可以纠正腰部不良姿势，增强腰椎的稳定性，有助于疾病的康复。所以，腰椎管狭窄症患者在平时一定要注意这些肌肉组织功能锻炼，可以有效预防患者因长期卧床导致的肌肉萎缩。腰椎管狭窄症的功能锻炼要先慢后快，先小幅度后大幅度，先局部后整体，先轻后重，循序渐进，持之以恒。

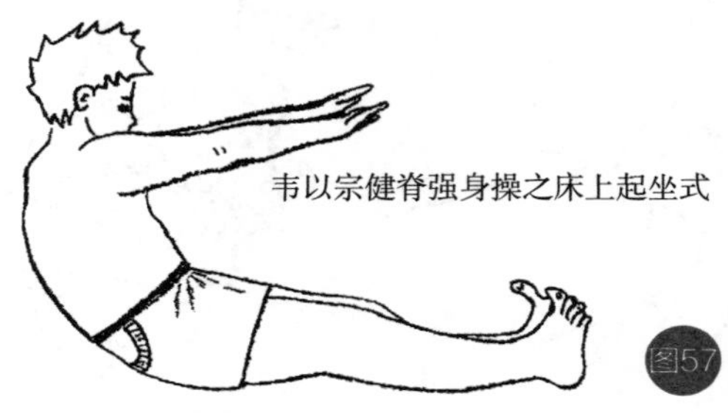

韦以宗健脊强身操之床上起坐式

图57

韦以宗健脊强身操之前弓后箭式

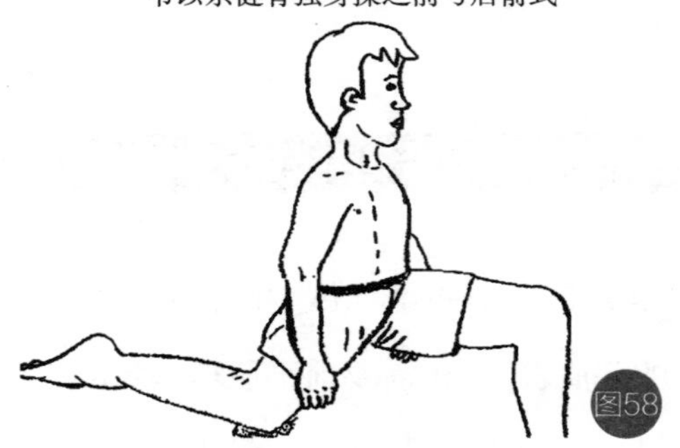

图58

（杨成爱、梅江）

50. 为什么腰椎管狭窄症患者不正确练功会加重症状？正确练功方法有哪些？

答：腰椎管狭窄症治疗是以调整腰椎生理曲度（腰曲）

为主要目标，腰曲的恢复和稳定与练功呈正相关。韦以宗教授说："整脊不练功，疗效会落空。"由此看出，根据腰椎曲度的分型正确练功是通过调整腰椎前后四维肌肉的平衡来维系腰曲的重要方法，增强腰椎的稳定性，进而维持正常腰曲，所以要想巩固整脊的疗效，必须把练功做到实处。而不正确的练功有可能导致四维肌肉损伤，或者起到反作用，达不到调整腰曲的最终目的。通过正确练功能改善维系以腰椎腰大肌为主的腹部肌群和以竖脊肌为主的背部肌群的四维肌群平衡关系，从而达到调曲的目的。临床中可根据腰曲分型做如下练功：腰椎曲度变浅和变直选用"以宗健脊强身十八式"中的前弓后箭式、过伸腰肢式等；腰椎曲度加深选用床上起坐式、点头哈腰式（图 59）、抱膝滚床式等。

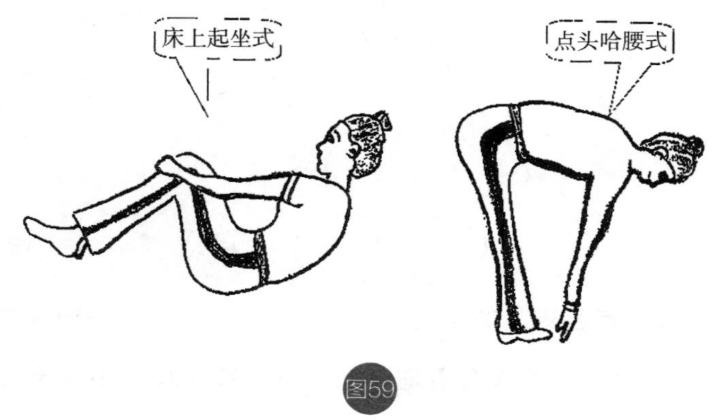

图59

（王磊、孙胜林）

51. 为什么“前弓后箭式”“过伸腰肢式”能防治腰椎管狭窄症?

答：“前弓后箭式”（图 60）的练功方式：站立，双手叉腰，右下肢前跨，身体前倾，并屈膝（前弓），左下肢向后伸直（后箭步）；然后后退收回右腿，身体后倾，直立。再以左下肢重复该动作，反复 10 ~ 20 次。

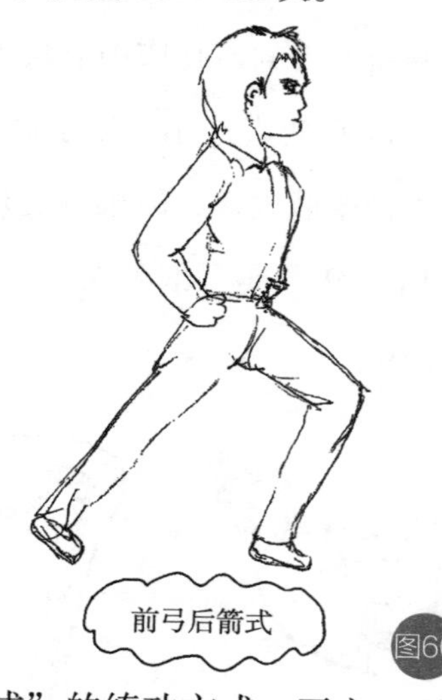

图60

“过伸腰肢式”的练功方式：正立，双手向前着地爬下，双下肢伸直，但胸腹都着地，然后一下肢屈膝置小腿于另一腿上，分为三式。腰曲需要腰椎四维肌肉动力的维系，腹部肌肉均与髂腰肌相连，与腹内压维持腰椎平衡。因长期不良姿势及外力损伤，使腹肌、腰大肌、骶髂韧带劳损、松弛或痉挛，对骶髂关节维系力减弱，继发腰椎侧弯，致腰椎管狭窄。“前弓后箭式”“过伸腰肢式”是通过运动内收肌群及腹肌群，消除疲劳，使髂腰肌、阔筋膜张肌的粘连得到松解，缺血得到改善，继而恢复下肢肌群的内收外展及腰部屈伸肌的平衡，可调整竖脊肌、腰大肌、骶髂韧带前后的维系力，加强内收肌、腰大肌的功能。通过练功，改善了腰椎前、后纵韧带的维系作用，增强了腰椎的稳定性，故可防治腰椎管狭窄症。

（杨成爱、周霞）

52. 为什么腰椎管狭窄症患者要注意防寒保暖，预防感冒？

答：腰椎管狭窄症的中医病名为“腰痛病”。病理变化表现出以肾虚为本，感受外邪、跌仆闪挫为标的特点。由于腰部肌肉的血液循环慢，代谢物质排泄也缓慢，炎性物质造成局部肌肉、筋膜痉挛、张力增强，如此形成恶性循环，日久造成维系腰椎力的失衡改变，腰椎生理曲度（腰曲）紊乱加重腰椎管狭窄症的症状。同时，患部比其他部位更容易受凉，腰肌受凉后纤维常会发炎、痉挛引起椎关节的僵硬，椎间盘突出复发，神经根水肿，继而加重腰椎管狭窄症。感冒常因感受风寒外邪所致，寒邪收引凝滞，易致血脉挛缩，肌肉疼痛，关节屈伸不力，易侵袭腰府，造成腰部经脉受阻，气血不畅，络脉不通而发生腰痛。又因感冒时外邪犯肺，肺气不宣引发喷嚏、咳嗽，动作力度大则加重腰痛症状（图 61）。因此，注意腰部保暖，预防感冒，可减少发病的概率，避免症状的加重。

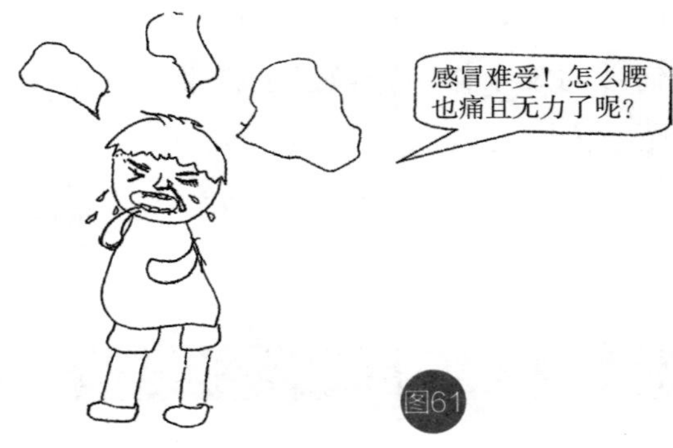

图61

（杨成爱、王云江）

53. 为什么腰椎管狭窄症患者建议多吃温阳补肾、活血通络的食品？

答：腰椎管狭窄症是一种临床多见的慢性劳损性脊柱疾病，多发生在 40 岁以上的男性，常因腰部用力不当，屏气闪挫，跌仆外伤而诱发。从中医学角度来看，中年男性肾气渐渐虚衰，腰为肾的宫府，是肾的精气灌溉的区域。肾又主骨，当肾阳、肾气虚弱，肾精不充，则不能温煦、滋养腰膝，出现腰冷酸痛、骨软无力；因反复遭受外伤，慢性劳损，或长期姿势不正，或劳损腰府筋脉气血，致使血液循行迟缓和不流畅，瘀血阻滞在腰部，则表现为腰痛。腰椎管狭窄症的病因内为肾虚，外为瘀血，故宜多吃温阳补肾、活血通络的食品（图 62）。

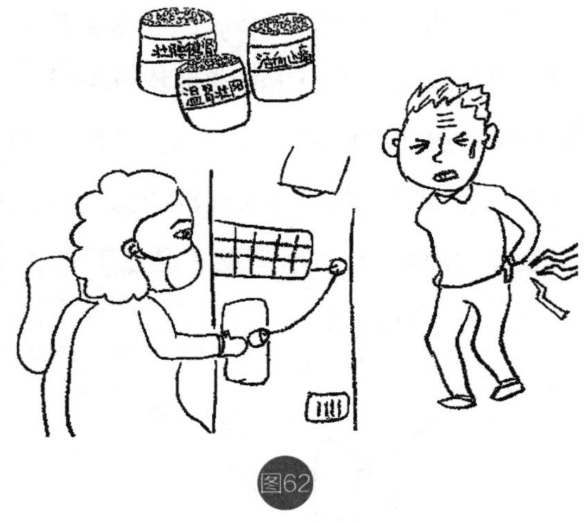

图62

（杨成爱、王云江）

54. 为什么腰椎管狭窄症不能单纯进行腰部锻炼？

答：近年来，劳损性脊柱疾病的发病率越来越高，给家庭带来了沉重的精神压力和经济负担，对患者本人也造成极大的痛苦，腰椎管狭窄症就是其中之一。中医整脊学认为，腰椎管狭窄症不是一个局部的疾病，因为脊柱是一个立体的、动态的，就像盖楼房，骨盆是地基，腰椎是坐落在地基上的楼层，往上依次是胸椎、颈椎和头颅，它的稳定需要周围整体肌和局部肌肉、韧带的联合维系，进行腰部功能锻炼要树立一个整体观念，因此治疗预防腰椎管狭窄症也是一个综合的过程。加强腰部肌肉的锻炼，不仅仅锻炼了腰部，还使得背部肌肉变得更加强健，可防止腰背部软组织损伤而造成腰椎生理曲度紊乱；腹肌和肋间肌的锻炼，可增加腹内压和胸内压，有助于减轻腰椎负荷，增强腰椎的稳定性，因此可坚持游泳（图 63），或做飞燕点水运动。尽量不要选择高尔夫

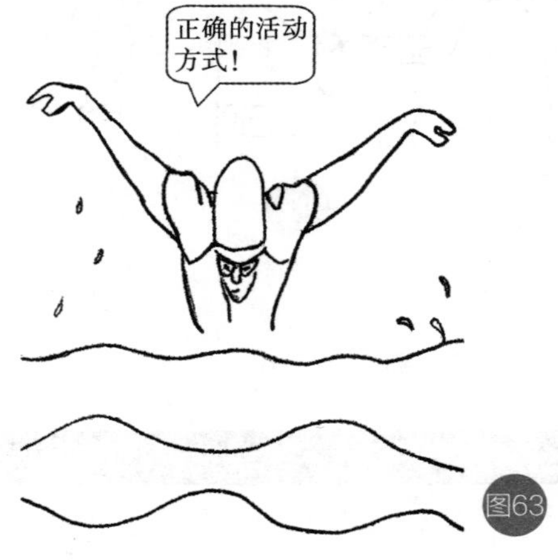

图63

球、网球、棒球、保龄球（图 64）、羽毛球等使左右侧肌肉失去平衡的运动。

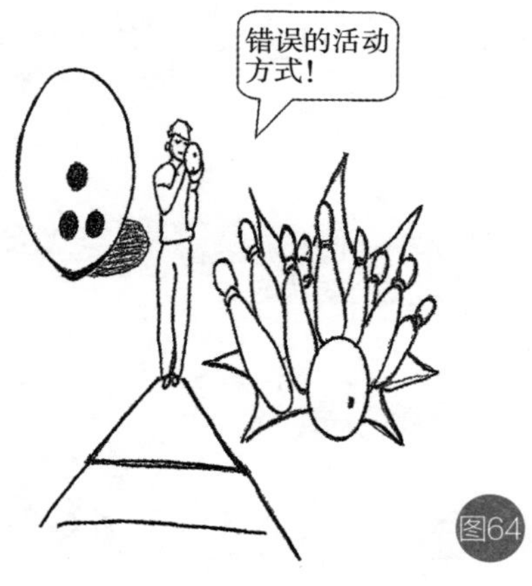

图64

（杨成爱、孙胜林）